形色足诊

健康养生始于"足下"

冀振华◎主编　张道鹏◎副主编
齐凤军　刘瑛琳◎编者

天津出版传媒集团

天津科学技术出版社

图书在版编目 （CIP） 数据

形色足诊/冀振华等编著. —天津：天津科学技术出版社，1994.03（2021.11重印）
（一分钟自我诊病丛书）
ISBN 978-7-5308-1451-2

I.①形… Ⅱ.①冀… Ⅲ.①足诊—中医诊断学 Ⅳ.①R241

中国版本图书馆CIP数据核字（2004）第022501号

责任编辑：张建锋
责任印制：兰　毅

天津出版传媒集团
天津科学技术出版社　出版

天津市西康路35号　邮编 300051
电话 (022)23332402
网址：**www.tjkjcbs.com.cn**
新华书店经销
三河市元兴印务有限公司

开本 710×1000　1／16　印张 15　字数 93 000
2021年11月第1版第8次印刷
定价：39.80元

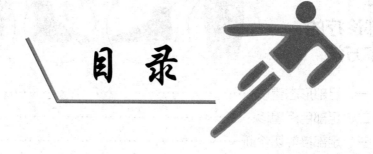

目 录

Chapter 1

第一章
概述

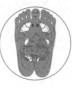

Chapter 2

第二章
**足部诊疗
常用定位法**

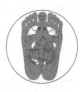

Chapter 3

第三章
足部诊疗的基本方法

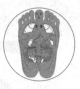

Chapter 4

第四章
常见病的足诊疗法

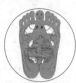

Chapter 5

第五章

足疗保健

Chapter 6

第六章

配合练功法

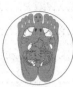

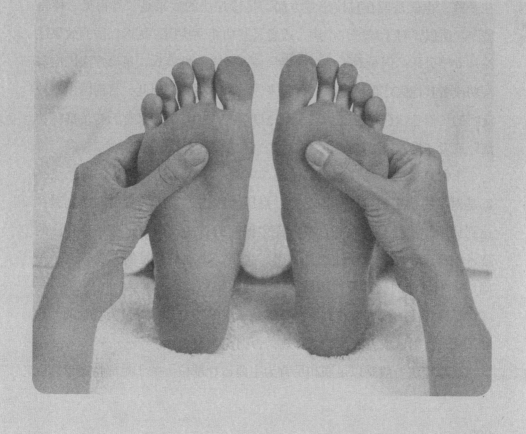

足诊也称足诊疗法，是指人们通过对足部特定区域的观察和按摩，来预查某些疾病，同时进行保健性治疗的方法。也就是俗称的"摸脚诊病"、"按脚治病"。

近年来，随着人民生活水平的提高，大家的自我保健意识日益增强，足诊疗法作为一种普及性的保健医疗技术，也像气功、太极拳、健美操一样，得到越来越多人的喜爱，慢慢地形成一种时髦的"热"。

凡是一种群众性健身活动的热潮，必然有它的特点。足诊疗法和其他的"健身活动热"一样，最大的特点是简单易学，其次就是非常有效。从某些方面来讲，单纯性的足诊疗法比气功、健美操等全身运动来得更实在一些，也就是说在直接感觉方面，足诊疗法的效果是"看得见、摸得着"。所以，对于局部性疾病，或者某些功能性疾病，足诊疗法的效果往往是立竿见影。但是对于全身性疾病，或者身心性疾病，足诊疗法则应与气功或者其他医疗保健方法结合起来，效果才更好。因此，目前国内比较流行的足诊疗法往往与气功、中医按摩等方法相结合，又称为"足部练功法"或者"足穴按摩法"等。

不管是单纯的足诊疗法，还是与气功、中医相结合的足部按摩法，都是对足的特定部位进行按、揉、点压、叩击等手法或者物理性刺激，达到诊断和治疗某些疾病，或者养生保健的目的。所有这些足诊疗法的技术关键，不是按摩手法正确与否，也不是物理刺激量的多少，而是正确地辨别足部的病理反射区域，或者经穴部位。

足诊疗法的技术性和有效性，都是以足的特定诊疗部位为基础的。选准了病理反射区或者穴位，就有效；否则，就无效。

足诊疗法一般是以足底和足背为主要诊疗部位。关于足部特定诊疗区域的划分，大体上有传统的中医经络穴位划分法和现代的生物全息律划分法两种。

中医的经络穴位划分法是以古代医家所创的"腕踝针疗法"和"足针疗法"为基础，根据经络学说和脏腑学说理论将足部划分为不同的诊疗部位，这些部位称之为穴位。按摩或刺激这些穴位则有调整各个脏腑和经络气血的功能(参见图1-1A、B、C～1-2)。

现代生物全息律划分法，其实是中医经络学说与现代生物科学相结合的一种方法，起源于古代的中医，却发展于海外。这种足部诊疗法在海外也称为"足部病理反射疗法"、"区域疗法"、"区带疗法"等。它是根据生物全息胚胎学的观点，将人体组织器官缩微投影于足部，并从足部某投影区域的特定变化来反映某脏腑器官的病理情况。也就是说，足部好像是人体的一个缩影，各特定区域都各自代表着不同的脏腑、组织、器官。这些足部反射区不仅可以反映全身各组织器官的病理变化，也可以通过刺激这些病理反射区域来治疗所代表的组织器官的疾病(参见图1-3～1-4)。

上述两种划分法，表面看是不一样，实际上是有共同性的。后一种方法实际上是前一种方法的补充和发展，在实际操作中只作大体的了解，通过反复实践就可自然而然地掌握了。足诊疗法对于某些急性病和疼痛性疾病能起到立竿见影的效果，对一些慢性病只要坚持治疗，也有很好的疗效。常人如能每天做足部保健按摩，对增进健康、预防疾病也是很有裨益的。

●二、足诊疗法发展源流●

足诊疗法起源于古代中国，发展于海外。

据《史记》记载：我国上古黄帝时期，就有一位称之为"俞跗"的名

人体器官与脏腑，足部反射能治疗

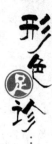

医。那时的人大多是根据职业、地区和氏族来取名字，俞跗就是一个代表职业的名字，俞是表示治愈的意义，跗就是足背，泛指足部，意思即摸脚治病的医生。传说俞跗的医疗水平十分高超，连后来的春秋战国时期的神医扁鹊对他也非常钦佩。尤其佩服俞跗治病不用针药，往往是"一拨（按摩）见病之应"。这说明足诊疗法在我国至少有几千年的历史。

古代中医经典著作《黄帝内经》就有一专门章节论述足诊疗法，称为《黄帝内经·足心篇》；东汉名医华佗也专研过足诊疗法，《华佗秘笈》中将此法叫做"足心道"。可惜这些高明的医疗技术和书籍，以后在国内都散佚而逐渐失传。但却在日本和欧美国家流传至今。

中国传统医学由于长期受封建社会意识的影响，认为看足摸脚是十分羞耻的，将摸脚诊病，按脚治病的方法排斥于正统的中医之外。故而后世医家大多不用此法，甚至知之者也不多。

后来，足诊疗法多在中国民间流传。据说，宋代大诗人苏东坡（苏轼）就擅长抚足养生法，每日晨起与睡前，均以两足相向，足心互相摩擦至热，即精力旺盛，睡眠安稳，终不染病。《永乐大典》也记述：北宋时期大文学家欧阳修，平生不信神不敬佛，更常笑话他人练气功想成仙佛。但他晚年得一痛症，久治不愈，后经人传授足疗气功法，经练三日竟不治而愈。从此欧阳公赞颂不已，广为推崇，使朋友中人得益者甚众，不少朝廷大官也学会了这种健身治病的方法。

足诊疗法在传统气功中运用较广。如"华佗五禽戏"、"十二段锦"以及一些佛家功法中，均有利足、摩涌泉（足心）和观趾法等内容。以至于后世流传国内的足诊疗法，尽融于气功导引术中，所存也仅是凤毛麟角。

中国足诊疗法，在唐代传入日本。日本人沿袭《华佗秘笈》的概念称之为足心道，并流传至今。日本近代研究足诊疗法者，有诸多成名之人，著作甚丰，如东京工业大学平泽一郎教授，人称"足博士"，他细心研究足诊三十余年，至少观察了两万人的脚，终于在足心道的基础上创立起"脚底反射带刺激治疗法"；五十岗康彦受益于平泽一郎教授的足底疗法，糅合自己应用心得写出《足底按摩法》一书；另如野祥太郎著《人的足》、星虎男的《足穴的爽快法》、柴田和德的《足穴健康法》等。日本的脚底按摩和足穴疗法比较接近中国传统的足诊疗法。

在欧美各国，足诊疗法受美国医生W·H·H·Fitzger-ald博士和E·Bowers博士"区带疗法"（《ZoneTherapy》)的影响，形成现代的"足反射疗法"。20世纪30年代，美国的Eunice Lngham女士撰写的著名的《足的故事》一书，并开设讲习班加以普及推广影响巨大。德国的Hanne Mar-quarde女士后来从师于80高龄的Eunice，并于1975年出版了《足反射疗法》一书，轰动了欧洲大陆，到1986年该书已重印18版。

几乎在同时，法籍瑞士修女Hedi Masafret女士，用其在中国传教时学得的脚部按摩法，在欧美许多国家广为介绍，并发展为脚踏方法。瑞士籍的台湾人吴若石神父，学习了脚按摩法后，不仅治愈了自己的顽疾，而且还治好了许多疑难病症患者，于是怀着极大的兴趣广为宣传，并进行纳徒讲学。后由其徒编撰了《吴神父病理按摩》一书，并在台湾建立了"国际若石健康研究会"。至此，"若石疗法"也成了足诊疗法的代名词，风靡世界。

20世纪80年代，"脚底病理反射疗法"、"足底病理按摩"等书籍大量进入国内，于是沉睡了上千年的足诊疗法的故乡——中国内地又新兴起一股现代的"传统足诊疗法热"。现代的足诊疗法，既包含着传统中医的精华，又经日本、欧美各国有识之士不断加以研究，得到了丰富和发展。因此，它已成为一门古老而先进的医疗保健技术，尤宜于为广大群众自己掌握运用。

人体器官与脏腑，足部反射能治疗

三、足诊疗法的基本原理

足诊疗法的功效已为无数的事实所证实，其方法也越来越被人们所接受。究其治疗原理，目前在国内外医学界尚缺乏统一的认识，原因是中国传统医学的概念与现代医学概念尚存在着一定的差异。

中医认为：双足通过经络系统与内脏器官有着密切的联系。人体最重要的经络十二正经和奇经八脉中，有六条正经终始于足部，即足三阴经——足太阴脾经、足少阴肾经和足厥阴肝经都起始于足，足三阳经——足太阳膀胱经、足少阳胆经和足阳明胃经都终止于足；另有四条奇经终始于足部，即阴维脉、阴跷脉起始于足，阳维脉、阳跷脉终止于足。

《灵枢·动输》篇说："夫四末阴阳之会者，此气之大络也。"意思指手足是人体经脉气血汇聚之重要部位。

《素问·厥论》篇也指出："阳气起于五趾之表，阴气起于五趾之里。"说明双足与人体周身阴阳、气血密切相关，是人体生命功能的根源之地。

古代中医认为：人有四根，"鼻根、苗窍之根；乳根，宗气之根；耳根，神机之根；脚根，精气之根"。其中，足是人体之精元气(基础生命功能)汇聚之处，善加保护与调理，则可健身防病，益寿延年。由此可见，传统中医十分注重足部经络协调脏腑、平衡阴阳、调整气血的功能。

中医通过按摩或者针灸刺激足部经络穴位，使之产生酸、麻、胀、痛等"得气"的感觉，并使气感趋向患病(阴阳失调)的内脏或体表器官，达到调整阴阳，扶正祛邪的治疗目的。

十二正经中与足相关的足三阴经和足三阳经，总计有76穴位分布于双足(左右足各36个穴位)，经外奇穴分布于双足则有百余个(具体分布与取穴方法详见第五章)。各个穴位均有其主治疾病和调整脏腑的功能，治疗时可单独取穴，也可根据具体病情来配伍加减应用。

现代医学则认为：足诊疗法之所以有效，主要是通过"神经反射原理"或者"生物反馈原理"，起到初步诊断和接排治疗疾病的作用。

神经系统遍布全身，并与内分泌系统，循环系统密切相关，由人的大脑统一加以管理和调节。人体某一脏腑或者器官发生病变，往往影响着大脑的调节指令，并可由大脑调节指令的变更通过神经内分泌通道反映在躯体的不同部位。人体足部的神经末梢分布十分丰富，故而根据足部的异常感觉或局部变化，可能发现躯体其他组织器官的病变。反之，通过刺激足部的相应区域(神经末梢分布区域)，也会反射到大脑，并通过大脑反馈性地将信息输送到生病的脏腑或组织器官，并起到一定的调整治疗作用。

上述原理已经很难用简单的神经反射弧理论来说明，目前取而代之的是生物信息反馈理论或者是全息生物学理论。从信息的角度来讲，生物信息反馈与全息生物学有着共同之处，但是全息生物科学才能比生物反馈更进一步准确地说明人体生物构造的奥妙之处。

自从1980年我国山东大学张颖清教授在生物泛胚论的基础上创立全息生物学以来，中医与西医的许多理论分歧正在得到缓解。以足诊疗法为例，通过生物全息律的观点，中医的有关经络腧穴理论与西医的有关神经反射理论，在穴位全息律的基础上可得到基本的统一。

生物全息律认为：生物体(泛指人和其他动植物)的每一局部，都像是整体的缩影，即像是一个无限缩小的整体。因此，生物体的每个局部都能真实地反映出整体的特征，并反映相同整体内其他局部的各种生理病理信息。中医的经络学说实际上是一种传统的、原始的全息生物学观点；而西医的现代细胞学理论则是全息生物学的翻版。因此，不论是中医的经络穴位足诊疗法，还是由国外传过来的足部病理反射疗法，都是一种穴位(局部特定区域)全息律的形式。根据穴位全息律的观点，足部的不同区域(穴

人体器官与脏腑，足部反射能治疗

位)，可能真实地反映出躯体相对部位的生理病理信息；同时刺激该区域(穴位)也能够有效地调整和治疗相对部位的病理状态。

总之，足诊疗法的效果是确实的，该方法的科学性和应用价值也得到医学界的一致承认，其理论系统正在逐步完善。相信在不远的将来，会有越来越多的人受益于足诊方法，它的有效性和科学性也就会不断地提高，人们将普遍尝试知"足"者常乐的滋味。

目前常用的足诊疗法有足部病理反射疗法(足部全息按摩疗法)、足针疗法和足部经穴疗法三种。以足部病理反射疗法应用最为普遍，后两种疗法也可作为辅助方法，使之三法联用，则可获得更佳的效果。

上述三种疗法的区别，主要就是划分诊疗部位的概念方法不尽相同。现将其定位法分述如下。

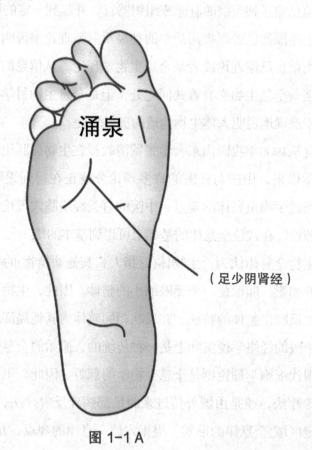

图 1-1 A

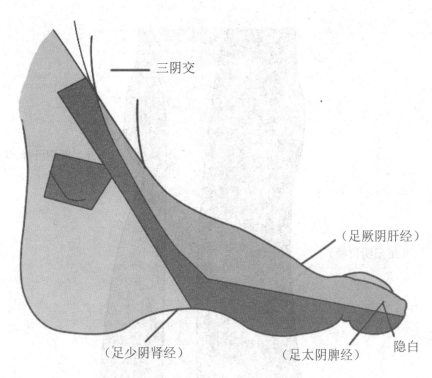

三阴交

（足厥阴肝经）

（足少阴肾经）　　　（足太阴脾经）　　隐白

图 1-1 A

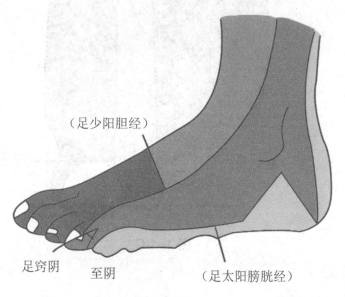

（足少阳胆经）

足窍阴　　　至阴　　　（足太阳膀胱经）

图 1-1 B

人体器官与脏腑，足部反射能治疗

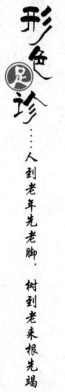

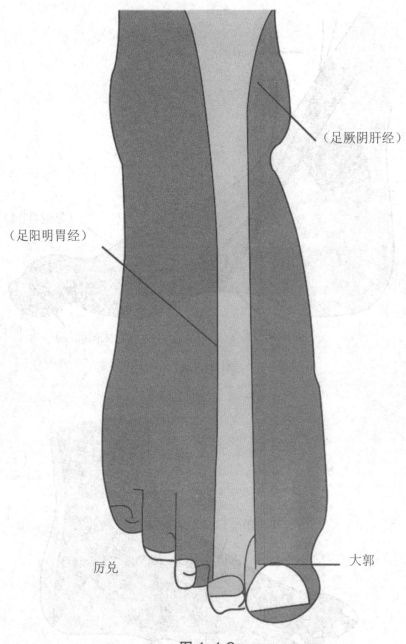

（足厥阴肝经）

（足阳明胃经）

厉兑

大郭

图 1-1 C

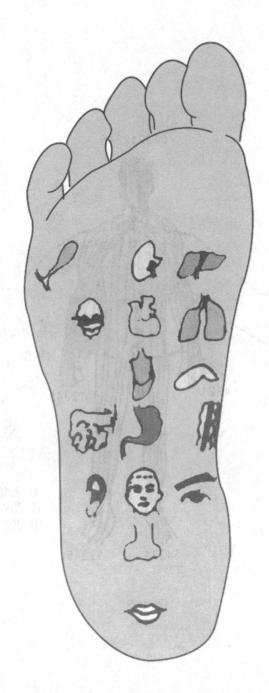

图 1-2

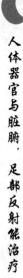

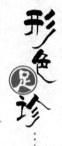

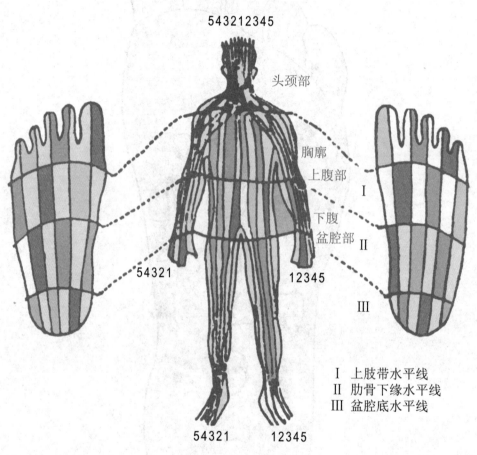

543212345

头颈部

胸廓

上腹部　　　Ⅰ

下腹

盆腔部　　　Ⅱ

54321　　　　　12345

Ⅲ

Ⅰ　上肢带水平线
Ⅱ　肋骨下缘水平线
Ⅲ　盆腔底水平线

54321　　　12345

图 1-3

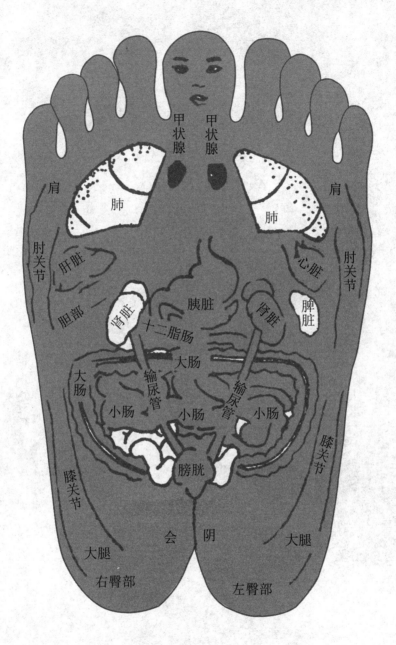

图 1-4

人体器官与脏腑，足部反射能治疗

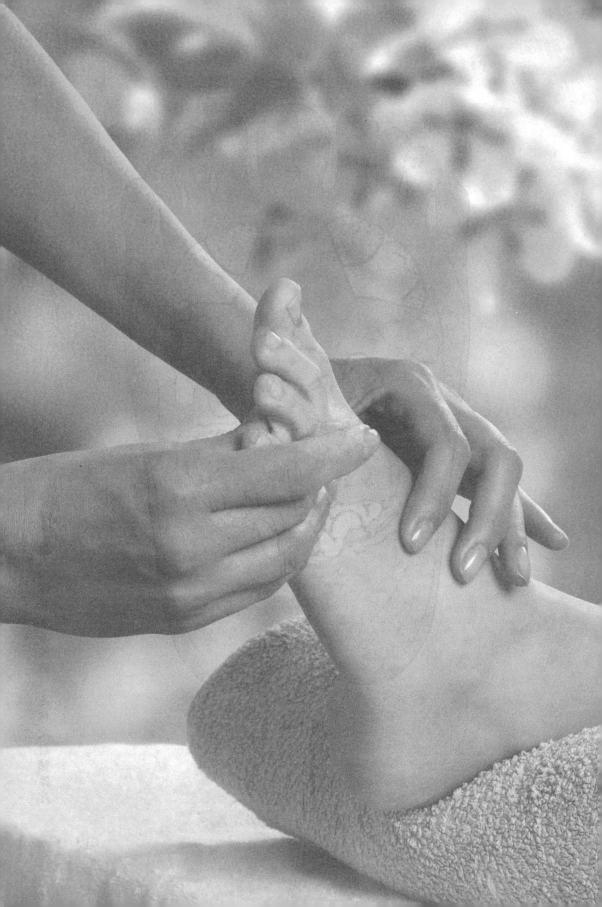

第二章

足部诊疗常用定位法

—— Chapter

02

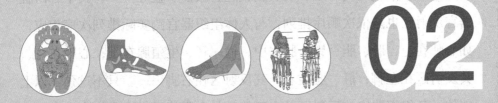

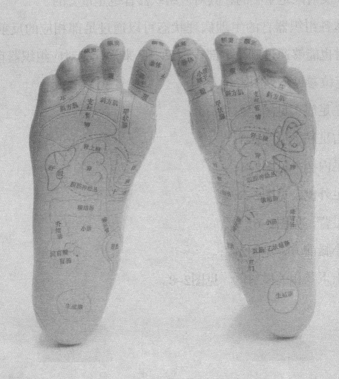

一、足部病理反射疗法定位法

人体的各组织器官在足部几乎都有其反射区。这些反射区极有规律地分布于足部，有如一个坐着的人体缩影(图2-1)。将两只脚并拢，顺着足趾往下，依次是头、颈、肩、胸腹腔、腰部、盆腔……。其中各内脏器官反射区也是依次顺序排列，与人体组织器官的实际排列次序相应，如心肺在上，肝、胆、胃、肠居中，输尿管、生殖腺在下；心脾在左，其反射区在左脚；肝、胆在右，其反射区在右脚……。只不过颈部以上部位，各组织器官的反射区是交叉的，如左眼的反射区在右脚，右眼的反射区在左脚。

足部反射区还遵循人体器官主体空间排列的规律，有上下、高低、深浅、左右之分，足底相当于前胸，足背相当于后背。

如果反射区是重叠的，其对应组织器官也是重叠的。

人体各组织器官的生理病理状态可以通过足部相应的反射区反映出来，同时也能够通过刺激足部病理反射区来治疗相对应组织器官的疾病，其具体定位参见下列图表。

(1)左足底，见图2-2；

(2)右足底，见图2-3；

(3)足内侧，见图2-4；

(4)足外侧，见图2-5；

(5)足背，见图2-6；

(6)小腿前方，见图2-7；

(7)上下及相关反射区，见图2-8。

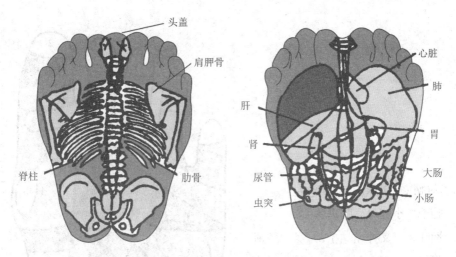

图 2-1 人体组织器官在足部的投影
（如坐位人体的缩影）

1. 头(脑)(右半球)　2. 额窦(右)

3. 脑干、小脑　4. 脑垂体

5. 颞叶、三叉神经(右)　6. 鼻　7. 颈

8. 眼(右)　9. 耳(右)

11. 斜方肌(颈、肩部)(左)

12. 甲状腺　13. 甲状旁腺

14. 肺和支气管(左)　15. 胃

16. 十二指肠　17. 胰腺

20. 腹腔神经丛(太阳丛)

21. 肾上腺(左)　22. 肾脏(左)

23. 输尿管(左)　24. 膀胱　25. 小肠

29. 横结肠　30. 降结肠　31. 直肠

32. 肛门　33. 心脏　34. 脾脏

36. 生殖腺(卵巢或睾丸)(左)

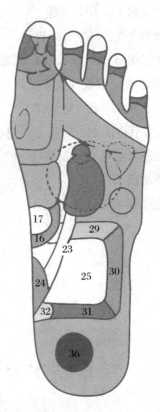

图 2-2 人体组织器官在左足底的投影定位

人体器官与脏腑，足部反射能治疗

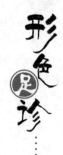

形色足诊

……人到老年先老脚，树到老来根先竭

1. 头(脑)(左半球) 2. 额窦(左)

3. 脑干、小脑 4. 脑垂体

5. 颞叶、三叉神经(左) 6. 鼻 7. 颈

8. 眼(左) 9. 耳(左)

11. 斜方肌(颈、肩部)(右)

12. 甲状腺 13. 甲状旁腺

14. 肺和支气管(右) 15. 胃

16. 十二指肠 17. 胰腺 18. 肝脏

19. 胆囊 20. 腹腔神经丛(太阳丛)

21. 肾上腺(右) 22. 肾脏(右)

23. 输尿管(右) 24. 膀胱 25. 小肠

26. 盲肠和阑尾 27. 回盲肠 28. 升结肠

29. 横结肠

36. 生殖腺(卵巢或睾丸)(右)

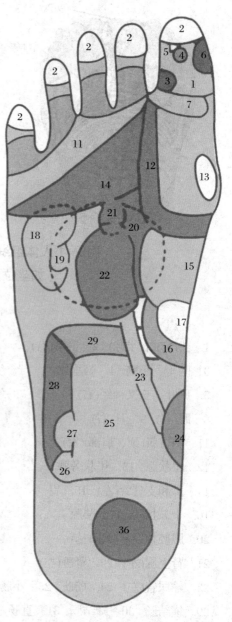

图 2-3 人体组织器官在右足底的投影定位

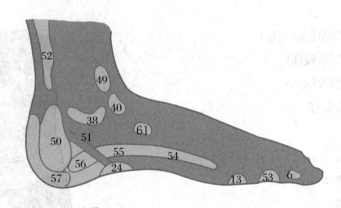

6. 鼻　49. 腹股沟　54. 胸椎

13. 甲状旁腺　50. 子宫或前列腺　55. 腰椎

24. 膀胱　51. 阴茎、阴道、尿道　56. 骶椎和尾椎

38. 髋关节(股关节)　52. 肛门　57. 内尾骨

40. 淋巴结(腹部)　53. 颈椎　61. 肋骨

图 2-4 人体组织器官在足内侧的投影定位

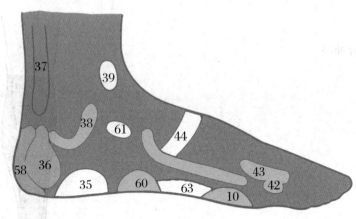

10. 肩　38. 髋关节等(股关节)　60. 肘关节

35. 膝　39. 淋巴结(躯体上部)　61. 肋骨

36. 生殖腺(卵巢和输卵管或睾丸和附睾)　42. 平衡器官

63. 手臂　44. 横膈　37. 放松腹部(减轻痛经和经期紧张现象，月事不顺)

58. 外尾骨　59. 肩胛肩线

图 2-5 人体组织器官在足外侧的投影定位

人体器官与脏腑，足部反射能治疗

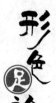

39. 淋巴结(躯体上部)

40. 淋巴结(腹部)

41. 淋巴结(胸部)

42. 平衡器官

43. 胸

44. 横膈

45. 扁桃体

46. 下腭

47. 上腭

48. 喉和气管、声带支气管

49. 腹股沟

61. 肋骨

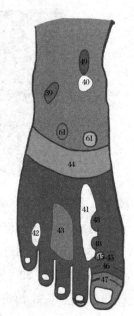

图 2-6 人体组织器官在足背的投影定位

62. 坐骨神经

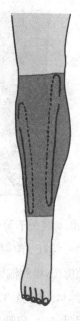

图 2-7 坐骨神经在小腿前方的投影位置

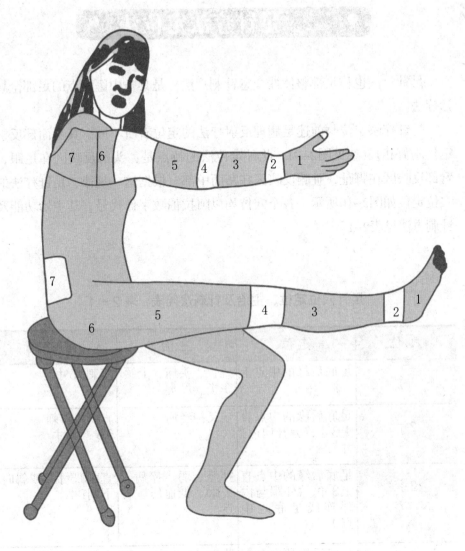

图 2-8 上下及相关反射区

1. 手–脚　　5. 上臂–大腿

2. 腕–踝　　6. 肩关节–髋关节

3. 前臂–小腿　7. 肩带–骨盆带

4. 肘–膝

人体器官与脏腑，足部反射能治疗

二、足针疗法定位法

　　足针疗法也称足部整体性全息针刺疗法，是具备中医特点的足部全息诊疗法。

　　足针疗法定位与前述足病理反射疗法的定位有所不同，其头面部反射定位刚好相反(参见图2-9)。此种定位法的特点是：头部反映区在足跟，臂部反映区在脚趾，脏腑反映区在跖面中部。根据这一规律，足针疗法的穴位定位如图2-10所示，各个穴位均以阿拉伯数字作代号，其主治功能及针刺方法见表2-1。

足针穴位定位、主治及针刺法简表　表2-1

穴　位	定　位	主　治	刺　法
1寸	足底后缘的中点上1寸	感冒、头痛、上颌窦炎、鼻炎	直刺0.5寸
2寸	足底后缘的中点直上3寸，旁开向内1寸	三叉神经痛	直刺或斜刺0.5~1.5寸
2寸	足底后缘的中点直上3寸。(外踝与内踝连线足底之中点)	神经衰弱、癔病、失眠、低血压、昏迷	直刺0.5寸，或斜向下刺1寸
4寸	足底后缘的中点直上3寸，外角开1寸	肋间神经痛、胸痛、胸闷	直刺0.5寸

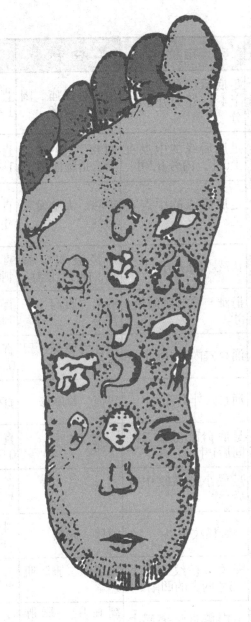

图 2-9 足针疗法的人体全息缩影图

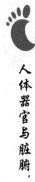

人体器官与脏腑，足部反射能治疗

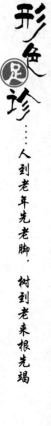

穴 位	定 位	主 治	刺 法
5号	足底后缘的中点直上4寸,外旁开1寸5分	坐骨神经痛、阑尾炎、胸痛	直刺或斜向下透刺1～1.5寸
6号	足底后缘的中点直上5寸,内旁开1寸	痢疾、腹泻、十二指肠溃疡	直刺或斜向下透刺1～1.5寸
7号	足底后缘的中点直上5寸	哮喘,大脑发育不全	直刺或斜刺0.5～1.5寸
8号	在7号穴外旁开1寸	神经衰弱、癫痫、神经官能症	直刺或斜向内侧透刺0.5～1寸
9号	拇趾与第二趾间后4寸	痢疾、腹泻、子宫炎	直刺或斜向内侧透刺0.5～1寸
10号	涌泉穴内旁开1寸	慢性胃肠炎、胃痉挛	直刺或叙向下刺0.5～1寸
11号	涌泉穴外旁开2寸	肩痛、荨麻疹	直刺1寸
12号	足底拇趾与第二趾间后1寸	牙痛	直刺或叙向下刺0.5～1寸
13号	足底小趾横纹中点后1寸	牙痛	直刺0.5～1寸
14号	小趾横纹中点	遗尿、尿频	斜向下刺或直刺0.5～1寸
15号	踝关节横纹中点下0.5寸两旁的凹陷处	腰腿痛、腓肠肌痉挛	直刺或向下刺0.5寸
16号	足内侧舟骨突起上凹陷中	高血压、腮腺炎、急性扁桃体炎	透刺或向上斜刺1.5～2寸
17号	踝关节横纹中点下2.5寸	坐骨神经痛、阑尾炎、胸痛	直刺或斜向下透刺1～1.5寸

续 表

穴 位	定 位	主 治	刺 法
18号	足背第一蹠骨头内前凹陷中	胸痛、胸闷、急性腰扭伤	斜刺或直刺1～2.5寸
19号	足背二、三趾间后3寸	头痛、中耳炎、急慢性胃肠炎、胃及十二指肠溃疡	直刺或斜向上刺2寸
20号	足背三、四趾间后2寸	落枕	直刺或叙向上刺1.5寸
21号	足背四、五趾间后0.5寸	坐骨神经痛、腮腺炎、扁桃腺炎	直刺或斜刺0.5～1寸
22号	足背一、二趾间后1寸	急性扁桃体炎、流行性腮腺炎、高血压	直刺或斜向上刺1～2寸
23号	拇长伸肌腱内侧蹠趾关节处	急性扁桃腺炎、流行性腮腺炎、高血压、湿疹、荨麻疹	点刺或浅刺0.1～0.5寸
24号	第二趾的第二关节内侧赤白肉际处	头痛、中耳炎	点刺0.1～0.3寸
25号	第三趾的第二关节内侧赤白肉际处	头痛	点刺0.1～0.3寸
26号	第四趾的第二关节内侧赤白肉际处	头痛、低血压	点刺0.1～0.3寸
27号	太白与公孙穴连线的中点	癫痫、癔病、腹痛	横刺0.1～0.3寸
28号	足内侧舟状骨突起下后陷中	痛经、功能性子宫出血、附件炎	直刺2寸
29号	足内侧舟状骨突起下后陷中	功能性子宫出血、支气管炎、哮喘	直刺或横刺1～3寸
30号	足外踝后上方1.5寸	坐骨神经痛、腰痛、头痛	横刺或斜上刺1～2寸

人体器官与脏腑，足部反射能治疗

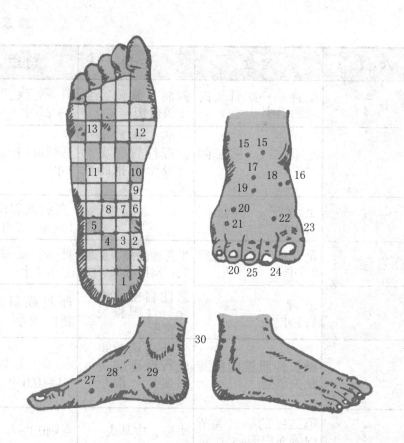

图 2-10 足针穴位的定位图

三、足部经穴定位法

　　足部有许多经络及其穴位分布。经络是人体内运行气血和联系内部与体表各部分的通道，而穴位则是调节经络及脏腑功能的枢纽(或比喻为开关、阀门)。刺激经穴，并通过经络的传导，就能够有效地调整脏腑功能，治疗疾病；某些脏腑的疾病，往往也可能在特定的经穴上有所反映，这就是经穴的诊疗功能。

　　足部经穴主要指三阴交以下的穴位，即内踝、外踝上3寸以下的下肢穴位(参见图2-11A、B、C)。

　　常用的足部经穴的定位及其主治功能，参见表2-2。

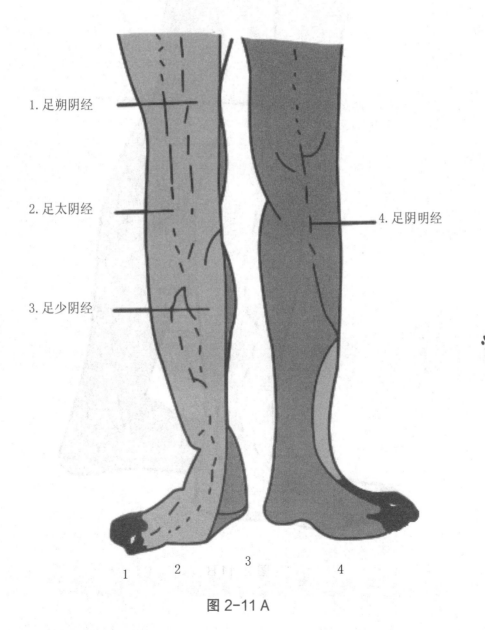

1.足朔阴经

2.足太阴经

3.足少阴经

4.足阴明经

1　　2　　　3　　　　4

图 2-11 A

人体器官与脏腑，足部反射能治疗

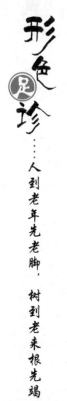

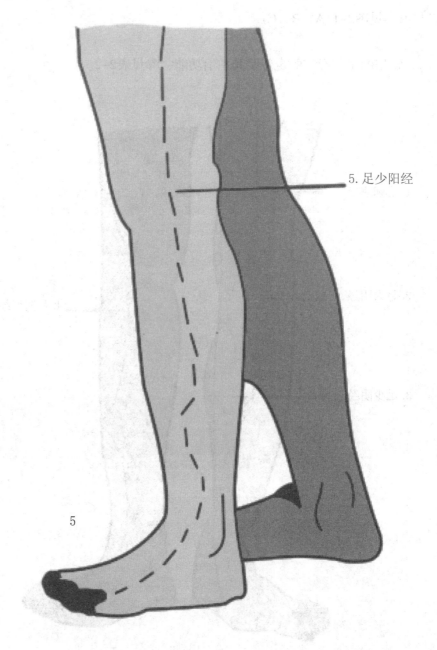

5

5. 足少阳经

图 2-11 B

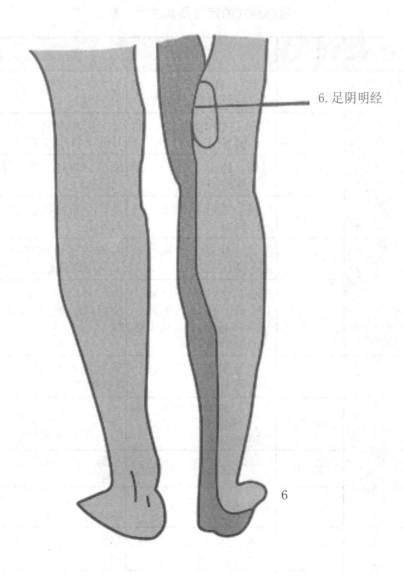

6. 足阴明经

6

1.足厥阴经　　　2.足太阴经

3.足少阴经　　　4.足阴明经

5.足少阳经（B）　6.足太阳经（C）

图 2-11ABC 足部主要经络循行示意图

人体器官与脏腑，足部反射能治疗

足部经穴的定位及其主治 表2-2

经络	穴位	主治	定位
足太阴脾经	隐白	消化不良，咳喘、胸痛，月经过多，癫痫	足大趾端内侧，去趾甲角0.1寸许
	大都	胃痛，消化不良，腹泻，便秘	足大拇趾内侧，第一跖趾关节前下方赤白肉际处
	太白	胃痛，呕吐，肠炎，便秘，胸胁痛	足第一跖趾关节后缘，赤白肉际处
	公孙	胃痛，呕吐，痢疾，腹泻，腹痛	足第一跖骨基底前下缘赤白肉际处
	商丘	肠炎，便秘，腹胀，消化不良，黄疸	内踝前下方凹陷处(舟骨结节与内踝高点连线之中点)
	三阴交	腹胀，泄泻，心脏病，高血压，中风，失眠，湿疹荨麻疹，以及生殖和泌尿系统疾病	位于内踝上三寸，胫骨内后缘
足太阴脾经	大敦	生殖及泌尿系统疾病，精神病等	足大拇趾外侧，去趾甲角0.1寸左右
	行间	头痛，眩晕，面瘫，癫痫，结膜炎，青光眼，尿道感染等	足第一、二趾缝间，趾蹼缘的上方纹头处取穴
	太冲	同上，加胁痛，黄疸等	足第一、二跖骨结合部之前凹陷中
	中封	下腹痛，尿道炎等	内踝前一寸，靠胫骨前肌腱的内侧凹陷中取穴
足少阴肾经	涌泉	昏迷，休克，窒息，精神病，头顶痛等	足底心，跷足时足底前与中1/3交界处
	然谷	月经不调，遗精，黄疸，泄泻，糖尿病等	足内踝，舟骨粗隆下缘凹陷中
	太溪	眩晕，耳鸣，视力减退，牙痛，咽喉疼痛，慢性腰痛，遗精，失眠等	足内踝后跟骨上，在内踝与跟腱之间的凹陷中

续 表

经 络	穴 位	主 治	定 位
足阳明胃经	大 钟	咳血，气喘，腰痛，月经不调等	溪穴下0.5寸稍后方。当跟腱附着部的内侧凹中
	水 泉	月经不调，痛经，子宫脱垂，小便不利目昏花，腹痛等	太溪穴直下方1寸，内踝下
	照 海	咽喉干燥，失语，视力减退，月经不调，痛经，尿道感染等	位于内踝下1寸，在内踝正下缘的凹陷中
	复 溜	尿道感染，浮肿，遗精，阳痿，自汗，盗汗，腰痛等	太溪穴上2寸，当跟腱前缘取穴
	交 信	月经不调，功能性子宫出血，腹泻，便秘等	溪穴上2寸，当复溜穴与胫骨内侧后缘间取穴
	解 溪	头痛及下肢疾病	在足背的踝关节横纹中点
	冲 阳	胃痛腹胀，食少，牙痛，面瘫，头面浮肿	足背最高点处，当第二、三跖骨与楔状骨间凹陷中
	陷 谷	在目浮肿，水肿，肠鸣腹痛	足大趾与次趾之间，第二、三跖骨与楔状骨间凹陷中
	内 庭	头痛，牙痛，三叉神经痛，腹泻，泄泻痢疾等	在第二跖趾关节前方，二、三趾缝间的纹头处取穴
	厉 兑	失眠，胃病，咽喉肿痛，热病等	在第二趾外侧，距趾甲角约0.1寸处
足少阳胆经	悬 钟	落枕，胸胁痛等病	外踝尖上3寸，腓骨后缘
	丘 墟	胆道疾病，胁痛，目赤肿痛，颈部病	足跗外侧，第五跖骨粗隆下赤白肉际处

经 络	穴 位	主 治	定 位
足少阳胆经	足临泣	偏头痛，乳腺炎，胁痛等	第四、五跖骨结合部之前的凹陷处
	地五会	同上，加耳鸣，耳聋等病	第四、五跖骨间，足临泣穴前0.5寸
	侠溪	同上	第四、五趾缝间，趾蹼缘的上方纹头处
	足窍阴	头痛，目痛，耳聋咽喉肿痛，胁痛发热等	在第四趾端外侧，距趾甲角0.1寸处
足太阳膀胱经	跗阳	头痛，腰骶痛等	位于外踝上3寸，昆仑穴直上3寸处
	昆仑	头颈痛，腰背痛，滞产等病	足外踝后，跟腱与外踝之间凹陷中
	仆参	下肢萎软无力，癫痫等	昆仑穴直下，跟骨外侧下凹陷处
	申脉	头颈疼痛，癫痫，精神病，腰骶病等	外踝正下方凹陷中
	金门	腰痛，下肢麻木，小儿惊厥等病	中脉穴前下方，骰骨外侧凹陷处
	京骨	头痛，项强，目翳，腰腿痛等	足跗外侧，第五跖骨粗隆下赤白肉际处
	束骨	同上，加疟疾，精神病等	足跗外侧，第五跖骨小头后下方
	通谷	头痛，项强，目眩，鼻衄，精神分裂症	小趾外侧，第五跖趾关节前下方凹陷处
	至阴	头顶痛，鼻塞，鼻衄，胎位不正，难产等	足小趾外侧端，距趾甲角0.1寸处

附：足部解剖参考图2-12A、图2-12B

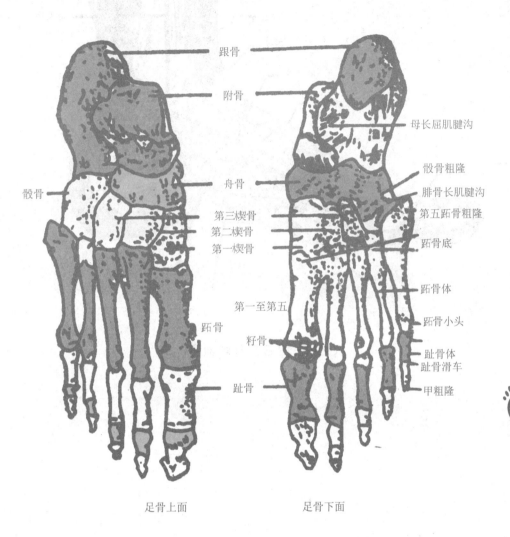

跟骨

附骨

母长屈肌腱沟

骰骨粗隆

舟骨

腓骨长肌腱沟

第五跖骨粗隆

骰骨

第三楔骨

第二楔骨

第一楔骨

跖骨底

跖骨体

跖骨小头

跖骨

趾骨体

趾骨滑车

甲粗隆

第一至第五

籽骨

趾骨

足骨上面　　　　　　　足骨下面

图 2-12 A

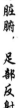

人体器官与脏腑，足部反射能治疗

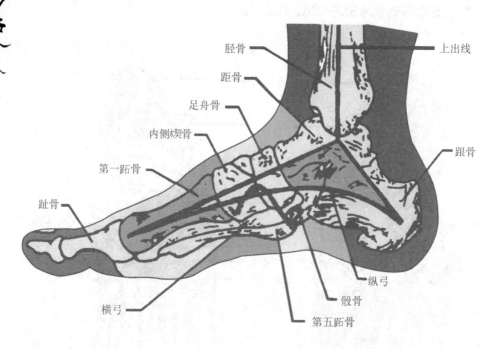

图 2-12 B 足部解剖图

胫骨
距骨
足舟骨
内侧楔骨
第一跖骨
趾骨
横弓
上出线
跟骨
纵弓
骰骨
第五跖骨

第三章
足部诊疗的基本方法

Chapter

03

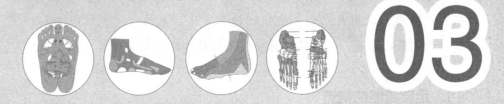

　　当掌握了足诊疗法的各种定位方法后，再学习足诊疗法的操作技术，就比较容易了。

　　足诊疗法，包含"诊断"和"治疗"两个含义。足诊，是通过望(检查)足部的形态及色泽(皮肤颜色)变化，并触切诊局部区域(反射区、穴位等)和压痛点，来诊断病情，足疗，则是根据已掌握的病情，对足部有关反射区和穴位实施按摩、点压以及针刺等治疗方法。

　　必须注意的是，足诊疗法虽然具有某些独特的效果，但对于病情的确诊以及实施彻底治疗，仍须配合全身其他反应给予全面诊断，治疗也应合理地配合针、药。必要时，仍须到医院请医生诊治。

　　足诊疗法是根据生物全息理论和现代生物反馈技术，总结出的一种局部诊疗方法。人的双足，就是其诊断和治疗的全部范畴。然而，在这方寸之部位上，我们通过望诊、触切诊，根据其特定反射区及穴位肌肤的各种变化，就可以得到诊断病情和如何治疗的全部信息。所以，从足部各反射区的异常，可推知机体各器官乃至全身的异常，同时通过刺激有关反射区及穴位，对全身各组织器官起到治疗调整作用。

一、足部形态望诊

观足形态最好在日光下进行检查。仔细观察足部骨骼的构造、组织形态、皮肤的形态及纹理。健康的脚形态正常，健壮有力、色泽光华。无畸形，趾甲无变形，皮肤结构无变化。无瘀斑，无鸡眼及胼胝，无疤痕及窦道。无溃疡和湿疹，无静脉曲张和象皮肿。

1. 足部骨骼的构造

足成弓形，是人体维持直立状态的支撑点。足部活动主要受踝关节支配，踝关节以上诸关节的活动对足也有一定影响。对此我们可以用平衡力学的观点来领会。如足的骨骼构造发生变化，就意味着足部各反射区能量分配不正常。也就是说足部骨骼构造的变化与机体有关器官、组织出现异常有密切关系。

(1)扁平足对上肢带和循环系统有影响，如果左右两足分开来看，右扁平足对胆道、胆囊有影响，左扁平足对心脏有影响。

扁平足也常常对脊柱有影响。

(2)拇趾外翻症对甲状腺和颈椎反射区有影响。拇趾向外偏斜，第一跖骨头内常有骨疣形成，并有滑囊增厚，常伴前足宽阔和外翻平足。

(3)拇趾和其他趾变形，则头部与牙齿的反射区异常。

(4)趾甲患丝状菌或其形状、组织异常。会影响头部反射区。

(5)内外踝骨的损伤或充血会影响盆腔和髋关节。

(6)足部畸形，如马蹄足、仰趾足、平跖足、内翻足、外翻足、内收足等均对机体有各种不同的影响。

2. 组织形态

足部充血或水肿，一般多出现足踝部、跟腱以及足背趾关节部分。这些部位也是盆腔和胸廓上部脏器的反射区。

足踝部水肿除因外伤、慢性类风湿性关节炎、慢性关节炎肌肉萎缩至关节部位相对肿胀明显，以及骨性肿瘤、骨髓炎及局部组织的其他炎症之外，一般多由心脏、肾脏或循环系统疾患所引起。这类患者往往可因静脉、动脉、淋巴管、神经系统或内分泌系统障碍引起盆腔充血，并多伴有循环系统不正常。通过视诊，往往可以发现左右足背的足趾根部有小的脂肪块。

3. 皮肤的形态

几乎所有的人都不注意足的皮肤保养，因而一般人的双足皮肤都较粗糙。足部皮肤出现的异常或变形，往往可提示机体相应部位的病理改变。例如左足第五趾的跖骨关节部位出现鸡眼，就提示了肩部的损伤，而右足第二和第三趾尖间的鸡眼提示右眼的障碍。鸡眼和丝状菌症(如足癣等)出现在反射区时，只说明其关联部位的障碍。

足部皮肤的异常状态有：皲裂、趾间疣、龟裂、足癣、外伤、鸡眼、水疱、烫伤、静脉瘤、色素沉着、皮肤发红、出汗、皮肤剥离、脱屑、丘疹、脓疱、溃疡、角质化、浮肿、瘢痕及趾甲变形、皮肤结构的变化等。

脚掌屈褶纹在妇产科常根据其在脚掌上的分布状况和以足趾向足跟部延伸的程度来判断婴儿的妊娠月数。这对早产儿尤为重要。成年人的脚掌上一般无明显屈褶纹，如果出现，往往属病理性的。比如，先天愚型和鲁邰综合征患者脚掌的第一和第二趾之间，常会出现一条明显的屈褶纹，有人称之为"便鞋或凉鞋褶纹"。而在足底上见到几条深沟纹(皱折沟)，则常是第8号染色体三体综合征的特征。此外，某些其他染色体畸变患者，

人体器官与脏腑，足部反射能治疗

偶尔也可出现足底深沟纹。

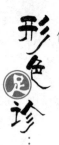

二、足部色泽望诊

中医望色是指望面部的颜色与光泽。察面部的气色可推断出人体脏腑气血的盛衰。足部乃人体下肢远端，也属人体较为重要的部位，机体脏腑气血改变亦在其色泽上有所变化。然而观察足部色泽荣华与枯槁较面部则困难得多。除观察表面色泽外，尚需观察其气血的变化。这就要求是诊医生必须熟练掌握足穴的定位，而且要求术者心平气和，安泰祥和，发挥一定的"灵感"对每一部位给以观察。

中医基础理论认为，五色与五脏的关系及五色代表病症为：

【白色为肺色】

肺病主要症状为胸闷胀满、缺血疼痛、喘咳、气逆、烦心、咽喉肿痛、肩背痛等。

【青色为肝色】

肝病症状为肋痛、胸满、呕吐、腹泻、疝气、腰痛、尿闭、妇女腹痛等。

【黄色为脾气】

脾病症状为乏力、身体困重、食欲不振、脘腹胀痛、大便溏泻等。

【红色为心色】

心病症状有口渴、厥冷、目黄等。

【黑色为肾色】

肾病症状有头昏、目眩、惊恐、腰脊疼痛、足心发热等。

我们观察各穴区时，如其相应区的气色与脏腑本色发生了变化，则说明其脏腑可能发生了病变。

五色代表了不同性质的病邪。白色为寒证、失血证，黄色主虚证、湿证，赤色主热证，青色主寒证、痛证、瘀血证及惊风证，黑主肾虚、水饮证、瘀血证、足部色泽的改变与五色主病是相应的。

三、足部接触切诊断

对足部经穴及穴区进行触切可发现异常压痛点、肿胀、条索物及结节等说明其相应器官有所病变。另外，如发现足部发凉，应考虑到是否有其他潜在性疾病。

足部所行经络有足三阴、足三阳经及冲脉、阴跷、阳跷脉。胃经、膀胱经、胆经、肝经、脾经、冲脉均始于或止于足趾；阴跷、阳跷均起于足跟，而肾经是循行于脚底的唯一一条经。循着经络的循行路线进行触切，可触及"魔点"，以推断所属经络脏腑的病变。

刺激性腺、膀胱经、肾经及阴跷、阳跷脉。抓住跟腱(图3-1)此部位的疼痛表明性腺、膀胱经、肾经或跷脉及其属脏器中有一部分或数部分功能失调。

握住足跟(参见图3-2)。在此部位用手指深深地按压(埋入肌肉)探测。若疼痛，说明性腺机能失调(不良)。此法同样能消除背痛及膝盖僵硬，同时增进性功能。

人体器官与脏腑，足部反射能治疗

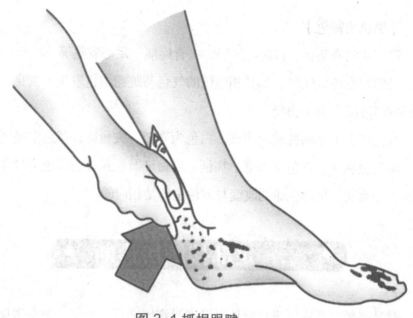

图 3-1 抓捏跟腱

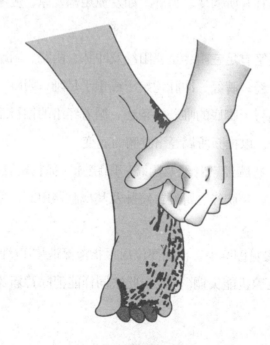

图 3-2 握住足根

　　用手上下快速搬动每一脚趾，刺激始于和终于脚趾的经络。如疼痛，
表明所属经络及其脏腑的功能作用失调。(参见图3-3)。

　　掐住双脚大拇趾两侧(参见图3-4)，捻压大拇趾，可同时刺激肝经和
脾经，深压右脚背部——　骨间——刚好在　骨头后(参见图3-5)，如果
引起不舒服，说明可能肝功能低下，二者同时刺激可改善肝功能

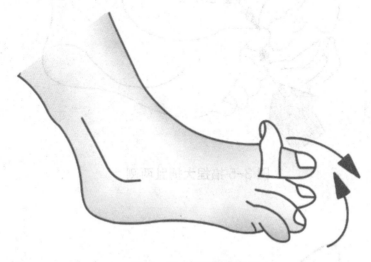

图 3-3 上下搬动足趾

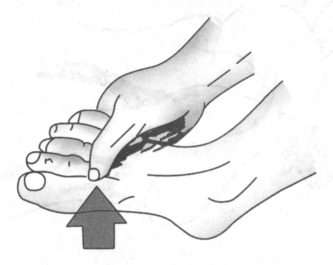

图 3-4 捻压大拇趾根部

人体器官与脏腑，足部反射能治疗

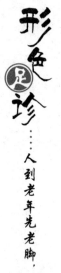

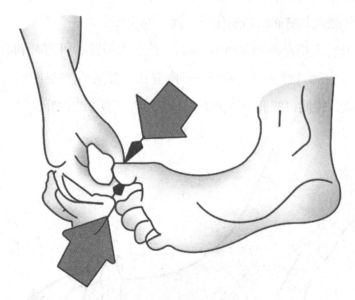

图 3-5 掐捏大拇趾两侧

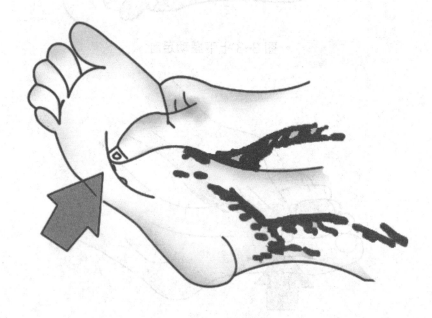

图 3-6 按压肾经涌泉穴

　　找出肾的反射区域，肾经的涌泉穴(参见图3-6)，左右脚位置相同，可检测人体肾功能及身体强壮程度。

　　抓住足趾根部，诊断并消除鼻窦及眼部疾患(参见图3-7)。抓住脚趾上下运动以增进反射，拍打脚底进行一般性刺激(参见图3-8)。

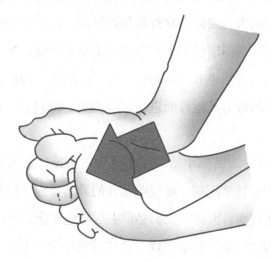

图 3-7 抓捏足趾根部

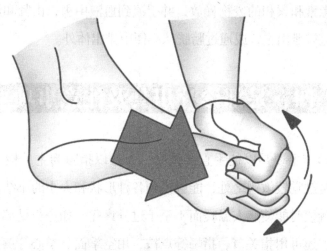

图 3-8 抓住足趾上下运动

人体器官与脏腑，足部反射能治疗

通过足穴按压探测足部压痛点(亦称敏感点、"魔点")、小结节及小丘疹、小硬块及条索状物等病理反应阳性物，从而探测人体器官的病理改变，压痛点必须是不同于正常的压痛。这种疼痛往往比较尖锐、如针扎、刀割一样难忍。有时用手按压的力量并不大，但却痛得很厉害，会使人皱眉，叫喊或把脚抽回去。要区别这种痛是否异常，可以在周围施同样大小的力按压，如果发现周围压痛不怎么疼或只是稍有疼痛，那么疼痛很强烈的点就称为阳性点。当然也有"假阳性"与"隐阳性"现象。因而需要我们认真探索并结合问诊等其他诊断进行综合判断，以利于正确诊断，避免漏诊或误诊。

通过触切还可发现足部小结节、小硬块、小丘疹及条索状物等阳性反应物，且往往伴有异常压痛。此说明足穴的异常反应，同时反映相应机体的功能或器质性病变。因此，我们必须去细心地体会、触摸探查。

病理小结等阳性物是一种沉积物，这些沉积物的产生有多种原因。大大小小的这类堆积物在血液循环不良的情况下，很自然地会在其相关组织或器官出现不同程度的功能障碍。按摩反射区后，与反射区相应的器官、组织之间有正常的血液循环帮助消除毒素。按摩的过程就是机体的净化过程，它使毒素和累积的废物释放，并引流到血液中去，由肾和汗腺或通过肝脏从胆道排泄出去，或通过膀胱从小便中排出体外。

四、足部诊疗用具及注意事项

足部诊疗主要是以徒手直接按摩，而且以指腹为主，检查时更应如此。指腹是触觉较敏锐之处，能触摸到各种形状和大小的小结及丘疹等阳性物。在触摸时能使病人温暖而不至于过分疼痛。如进行足部治疗时，除用指腹外，还可用指关节、指峰等点按，用空拳面、拳心等擦摩叩击。具体手法下节给以介绍。为了省力加强刺激，可以使用棍棒等用具，要求其两头圆而光滑。

注意事项：

(1)按摩前必须做好充分的准备工作。术者要剪去指甲，保持手的温度，诊疗室要保持良好通风、温度适中、光线柔和安静。准备好塑料袋、毛巾和护肤脂以避免交叉感染和起到保护皮肤的作用。

(2)适当掌握刺激力量和时间。足部诊疗的一大不足是治疗时较痛，而只有痛才会有效。因此，必须因人而异，力量先轻后重，均匀柔和、持久有力。时间据病种、病症及病人体质情况而异，一般每个反射区按摩2~3分钟，或3~5分钟。对肾脏、膀胱、输尿管反射区必须按摩5分钟，以强化泌尿功能，从而把体内有毒物质排出体外。每次按摩时间以30~40分钟为宜。

(3)过饥、过饱、过劳、饮酒过量不宜按摩，妇女妊娠及月经期不宜按摩。

(4)严重心脏病、糖尿病、肾脏病患者每次按摩不应超过10分钟。有严重癫痫、心脏病、高血压、肝功能异常及各种急危重病人应配合药物给以治疗。

(5)按摩治疗时一般先依(肾上腺)肾脏→输尿管→膀胱顺序按摩5分钟左右，然后按摩其他对症足穴(参见图3-9)。

(6)在按摩大小肠、直肠、肛门时，直肠至肛门不能顺按，必须从肛门→向直肠逆方向按摩，以免产生脱肛现象(参见图3-9)。

(7)按摩前或后半小时内必须嘱患者饮水，500mL以上(严重肾脏病患者喝水不能超过150mL)。在治疗后一小时内能排小便一次为佳。

(8)正确对待按摩后发生的特殊反应。

①严重肾脏病患者经按摩后，在短时间内小便可能出现黑色或红色，这是一个通阳泄毒、泌清别浊的现象，可继续按摩下去，会自然恢复正常。

②有些背痛的病人，经按摩后，会感到背后更痛，但痛过一天后，疼痛会大减。这是由于按摩后血液流畅，经络疏通的一种表现。

③静脉曲张按摩后，静脉会明显增粗，这也是好苗头，是活血化瘀，推陈出新的效应。

④有人经按摩后，脚踝会肿胀，特别是淋巴回流障碍的病人，这是一种正常反应。

⑤睡眠增加，患者感到在治疗时困倦渴睡，夜间睡眠加深，有时出现多梦等。这表示患者机体生理功能进行自我调整的一种"保护性抑制"的状态。

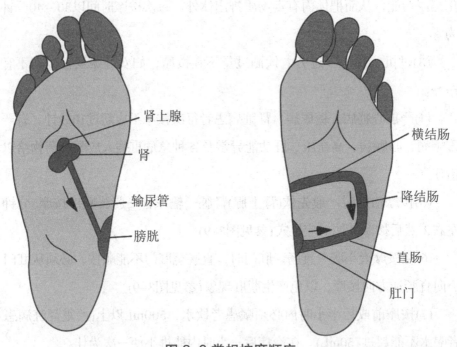

肾上腺

肾

输尿管

膀胱

横结肠

降结肠

直肠

肛门

图 3-9 常规按摩顺序

⑥排汗增加，有时伴有臭味；排尿增加，并有奇臭，若将尿液静置则可有明显沉淀物；大便次数、排气次数增加，臭味增加。

⑦出现鼻黏膜、眼、气管的分泌物增加。

⑧女性患者出现白带，或原有白带，现在量增加，产生异味。

⑨出现口渴，饮水量增加。

上述这些现象都是治疗过程中正常的反应，提示患者代谢增强，体内废物的排出。

五、足部按摩的基本手法

足部按摩基本手法是"推拿学"手法发展的基础，是较为简单而原始的推拿手法。有专家认为《黄帝内经》载"上古之时，医有蹻跗"。其蹻跗就是指古代的"摸脚医生"，亦即足部按摩医生。因而最早的按摩基本手法应首推足部按摩法，手法要求有劲、持久、均匀而深透。

【按压法】

用拇、食、中三指指腹及其指关节对特定的足穴进行持久、均匀的按压，力量由小到大，意达各对应的组织器官，起到调和各脏腑的功能，驱邪扶正的作用。

常用于五脏足穴区及脊柱穴区，如心、肝、脾、肺、肾、颈椎、胸椎、腰椎等。

【按揉法】

用拇、食、中三指指腹在足底穴区作轻柔、和缓旋转；揉动，能起到活血散结、软坚止痛、协调脏腑阴阳之功效。

人体器官与脏腑，足部反射能治疗

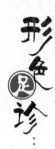

【推擦法】

用拇、食、中三指指腹及其指关节对特定穴区进行单向或来回推擦运动。起到疏通气血、散滞解郁之功。

适用于两穴之间的按摩和全足底与足背的放松，如可从肾穴到输尿管穴，膀胱、结肠的穴位等（参见图3-10A、B、C）。

【点叩法】

一是食指或中指点叩法：用拇、食、中三指协同作用，拇、食指两指指腹相对，中指指腹按在食指上，三指合捏，食指突出，或拇、中两指指腹相对，食指指腹按在中指上，三指合捏，中指突出，腕部弹力上下如雀啄行点叩法。二是撮指叩法：手指微屈，五指成爪形，形成梅花状，用腕部弹力上下动作行点叩法。能起到振奋诸阳、协调气血、祛邪扶正之功能（参见图3-11A、B、C）。

适用于足跟部较硬、肌肉较少的穴区，如足跟的骨质增生和滑膜炎引起的足跟痛，应用叩法效果很好，有时经过两三次点叩，疼痛就能消失。

【捏揉法】

以拇指和食指分别捏在两个穴区上同时压揉，或是以拇指在一个穴位上点压而食指在侧面或后面起固定的作用。能起到通络活血，开窍提神之功（参见图3-12A、B）。

适用于下部淋巴腺、两脚趾上的穴区等。

【握拿法】

以除拇指以外的其他四个手指抓握在几个穴位上，四指同时用力点压。这种手法适用于胸椎、腰椎和骶骨同时有阳性体征时，或是在几个脚趾的掌侧伺时有眼、鼻等穴区病变时使用。能起到泄热开窍、增益精神的作用(参见图3-13A、B)。

此法常用为自我保健按摩。

【摇动法】

是用两手在应摇关节的前后托住或拿住,再予以被动性的摇动,借以协助患者肢体恢复功能活动。起到疏通腠理、滑利关节、调和气血的作用(参见图3-14)。

常用于足疗后的关节放松活动,各趾关节与踝关节的摇动。注意在摇动时应用一手固定应摇的关节,而且对趾关节应进行保护,以防损伤。

【伸引法】

是对趾关节、踝关节进行拔伸运动。分为"趾引法"和"踝引法"。"趾引"法指以一手拿定趾关节近端,另一手拿其远端,有节律地着力牵拉后,再行趾关节的被动屈伸运动。"踝引法"是以一手固定拿住患者足踝部,另一手固定拿其跖骨部分作屈伸活动,能起到畅通全身气血的作用(参见图3-15)。

常用于足疗后的关节放松活动,往往与摇动法同时配合使用。

人体器官与脏腑,足部反射能治疗

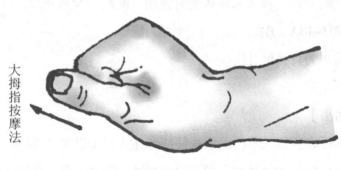

大拇指按摩法

3-10 A

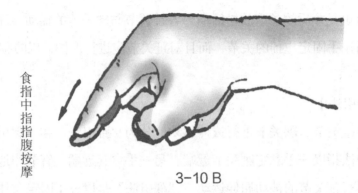

食指中指指腹按摩

3-10 B

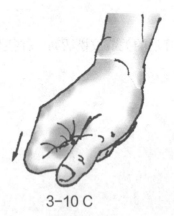

指关节按揉

3-10 C

按压、揉、推擦手法

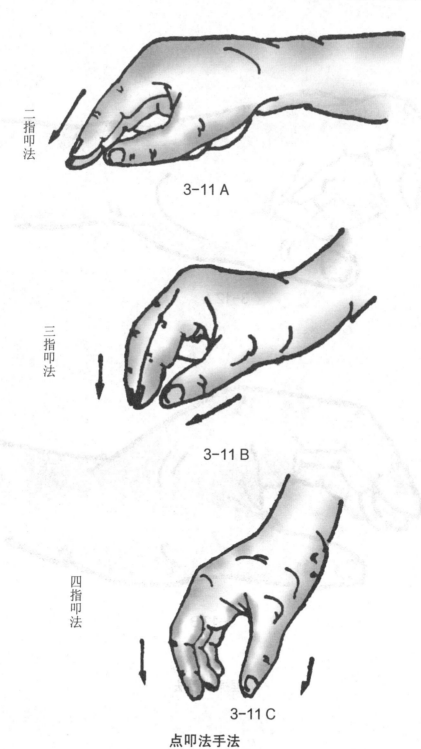

二指叩法

3-11 A

三指叩法

3-11 B

四指叩法

3-11 C

点叩法手法

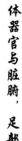

人体器官与脏腑，足部反射能治疗

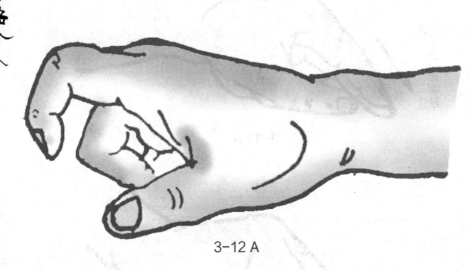

3-12 A

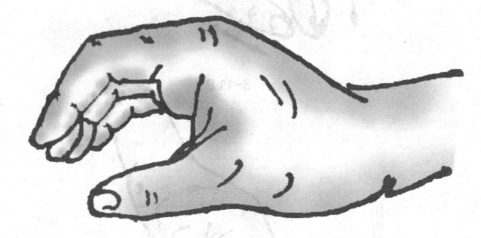

3-12 B

捏揉法手法

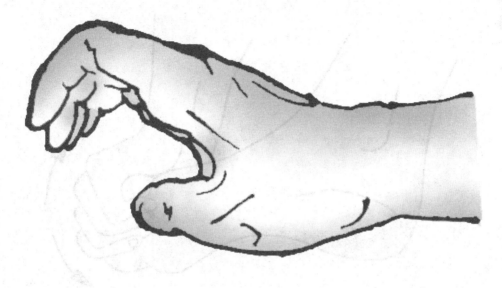

3-13 A

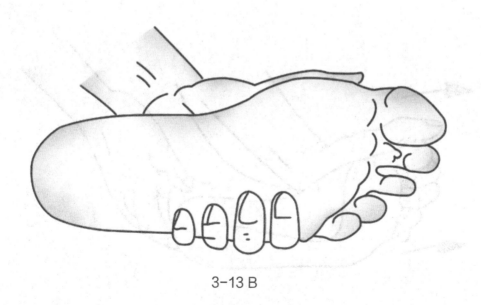

3-13 B

握拿手法

人体器官与脏腑，足部反射能治疗

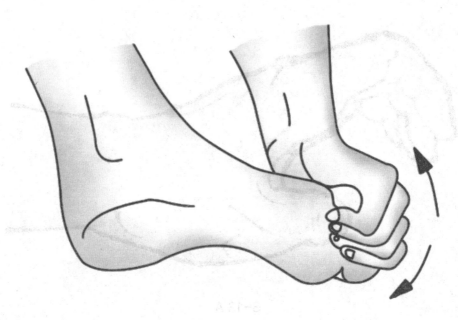

图 3-14 摇动手法

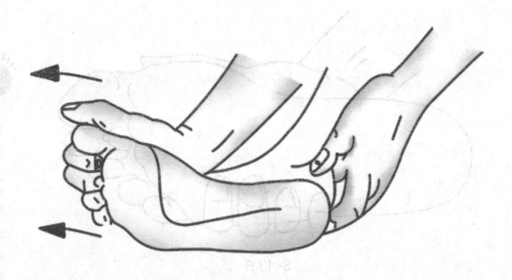

图 3-15 伸引发手法

六、足疗选穴配穴原则

　　足疗是在足诊和其他诊断的综合分析所得结论的基础上进行辨证施治，足诊"敏感点"、"魔点"是足疗的主穴，而往往许多病证足部反应不明显，靠其他诊断而得知。如何取穴、配穴尚需中医基础理论的指导，在足疗中必须遵循以下原则：

【基本足穴区】

　　在足疗中，基本足穴区是治疗疾病之前必须首先按摩刺激的穴区。其包括：头、颈、脑下垂体、肾上腺、腹腔神经丛、肾、输尿管、膀胱八个穴区。

　　按摩时间约5分钟，顺序为头→颈→脑下垂体→肾→腺→腹腔神经丛→肾→输尿管→膀胱，对肾、输尿管、膀胱的刺激量稍大(参见图3-16)。

　　刺激以上八个穴区，能兴奋大脑中枢系统，增强足底反射的作用，同时能调节内分泌系统与体液循环，对排除体内"存积物"有很重要的意义。嘱患者治疗后饮水500mL左右，亦是与之相配合的具体做法。

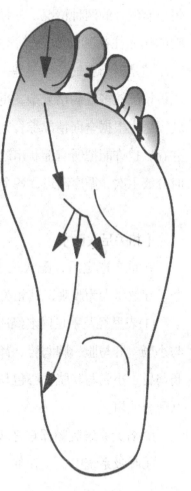

图 3-16 基本足穴区
按摩顺序

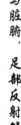

人体器官与脏腑，足部反射能治疗

【对症主穴区】

治疗主穴是通过患者主诉的主要症状，经过其他辅助诊断与足诊综合分析所取的相对应的穴区，是足疗的重要按摩部位。如胃痛患者取胃穴，鼻炎患者取鼻穴等。绝大多数患者的主诉与其症状的阳性体征是一致的。但也有例外的两种情况，一种是主诉与阳性体征不相一致。例如支气管哮喘的病人往往其肺和支气管无阳性体征，而其敏感点是肾上腺和脑垂体穴。这是因为支气管哮喘是一种过敏性疾病的缘故。另一种情况是病人的主诉情况较多或病情复杂，也说不出哪里是主要不适之处。遇到这种情况就需医生根据全面情况综合判定治疗方案。如果是多种疾病在一个人身上并存，也许能把所有症状串起来后用一种病就完全解释清楚，或者在治疗时分清主次、循序渐进，各个击破。

【相关足穴区】

在足穴选定后，配穴很重要，对相关足穴的选取。配合主穴进行按摩，疗效将大为改观。其相关足穴区的选取，原则有如下四点：

(1)表里经及手足同名经所属脏腑之间的相关配伍使用。肺与大肠、心与小肠、肝与胆、脾与胃、肾与膀胱、心包与三焦、肺与脾、心与肾、大肠与胃、小肠与膀胱、心包与肝、三焦与胆，以上相关脏腑足穴之间可相互配合使用。

(2)各大系统脏腑器官之间的相关配伍使用。

①呼吸系统中，"肺脏、气管、支气管、鼻腔、咽喉"诸足穴区的相关应用；

②消化系统中"口腔、食道、胃、十二指肠、空肠、回肠、结肠、阑尾、胰腺、肝脏、胆囊"等足穴区的相关应用；

③脉管系统中心、脾、扁桃腺、上身淋巴、下身淋巴、胸部淋巴"等足穴区的相交应用；

④神经系统中"头(大脑)、小脑(脑干)、三叉神经、腹腔神经丛、坐骨神经"等足穴区的相关应用；

⑤内分泌系统中"脑垂体、甲状腺、甲状旁腺、肾上腺"等足穴区的相关应用；

⑥生殖系统中"生殖腺(男、睾丸。女，卵巢)、前列腺、子宫、阴茎、阴道、尿道、腹股沟、胸(乳房)、月经不调"等足穴区的相关应用；

⑦感觉器官中"耳、内耳迷路(平衡器官)、眼、鼻、额窦"等与其所对内窍脏腑"肾、肝、肺"等的相关应用；

⑧各关节中"上腭、下腭、肩、肩胛、髋关节、肋骨、斜方肌、颈、脊椎"等足穴区的相关应用；

⑨上下肢对应区的相关应用。

(3)一种病证所反映的症候群之间的相关配伍使用，如感冒引起头痛、鼻塞、咽喉肿痛等，我们必须将诸症所对应足部"头、鼻、咽喉、扁桃腺"等相关穴位应用。

(4)疾病与病因之间相关及其对应足穴的配伍使用。中医讲究"治病求本"，对病因的治疗能使疾病起到意想不到的疗效，如头痛为主诉的病人，其足穴区"肾、输尿管、膀胱、生殖腺及下部淋巴腺"为阳性反应点，应考虑病因可能与泌尿及生殖系统的疾病有关，而足穴区"腹腔神经丛、甲状腺、肾上腺、心脏"等为敏感点时，则应考虑病因可能和神经、精神功能方面的疾病或血压的高低等心血管系统疾患有关。

(5)将足部病理反射按摩法与足针疗法、足部经穴按摩法配合使用，效果则更好。

(6)每次按摩治疗完毕后，应适当选用放松按摩的方法，如活动足趾、拔伸趾关节(参见图3-17A、B)，活动踝关节(参见图3-18A、B)，擦足底、足背(参见图3-19A、B)，叩击足底(参见图3-20)以及按压三阴交穴等。

人体器官与脏腑，足部反射能治疗

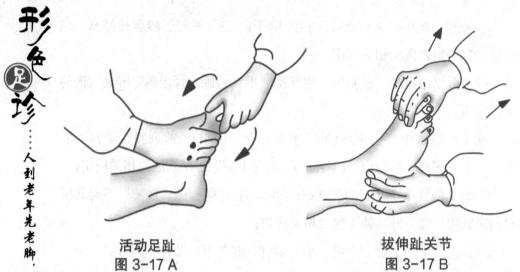

活动足趾
图 3-17 A

拔伸趾关节
图 3-17 B

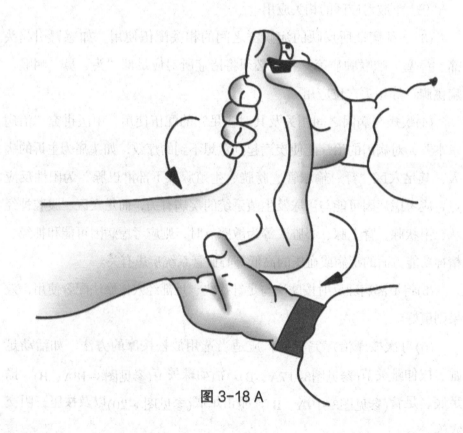

图 3-18 A

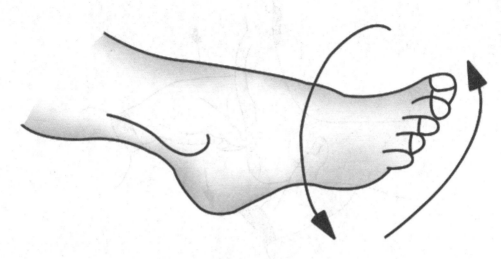

图 3-18 B

活动踝关节

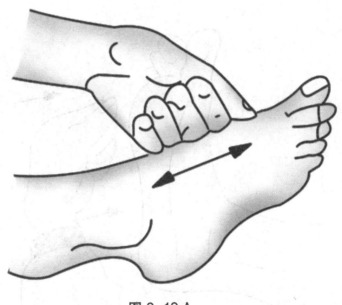

图 3-19 A

人体器官与脏腑，足部反射能治疗

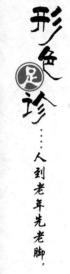

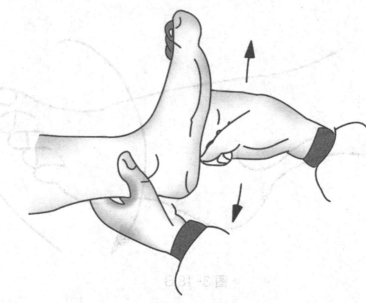

图 3-19 B

擦足背足底

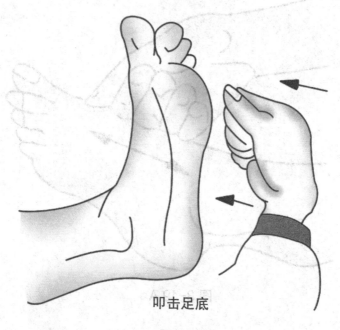

叩击足底

图 3-20

第四章
常见病的足诊疗法
—— Chapter
04

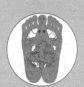

一、感冒

感冒是风邪侵袭人体所引起的以头痛、鼻塞、流涕、喷嚏、恶寒、发热等为主要临床表现的常见外感疾病。全年均可发病，但以冬、春季节为多见。现代医学认为与流感病毒等感染有关。

【足诊】

足部切诊肺、扁桃体、鼻、头、咽喉等反射区有压痛。

【足疗】

(1)基本区常规按摩。

(2)重点按摩肺、扁桃体、鼻、头、咽喉等敏感区

(3)其次按摩上身淋巴、胸部淋巴等反射区(参见图4-1)。

(4)穴位点按：隐白、大都、太白、公孙、商丘、厉兑、内庭、陷谷、冲阳、解溪、涌泉、然谷、太溪、照海、复溜(参见图4-2)。

(5)针刺或点按1号穴、17号穴。

二、咳嗽

咳嗽为肺系疾患的主要证候。中医根据其发病原因，可分外感咳嗽和内伤咳嗽两大类。外感咳嗽是由外邪侵袭而引起，内伤咳嗽则为脏腑功能失调所致。

现代医学认为咳嗽常见于上呼吸道感染、支气管炎、支气管扩张、肺结核等疾病。

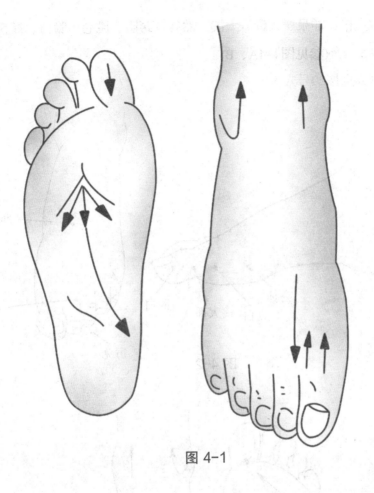

图 4-1

【足诊】

外感咳嗽足部望诊肺系穴区变化不大，内伤咳嗽则往往隐约可见肺区皮肤青紫瘀斑，有脱皮、丘疹等。切诊肺、鼻、大肠、支气管、咽喉等有压痛及阳性反应物存在。

【足疗】

(1)基本区常规按摩5分钟。

(2)仔细反复刺激肺、支气管、大肠、鼻与咽喉反射区。

(3)按摩甲状旁腺、上身淋巴、腹部淋巴及胸腺淋巴(图4-3)。

人体器官与脏腑，足部反射能治疗

(4)穴位点按：涌泉、大钟、太溪、然谷、窍阴、昆仑、隐白、商丘、行间、悬钟、公孙(参见图4-4A、B)。

(5)针刺或点按29号穴

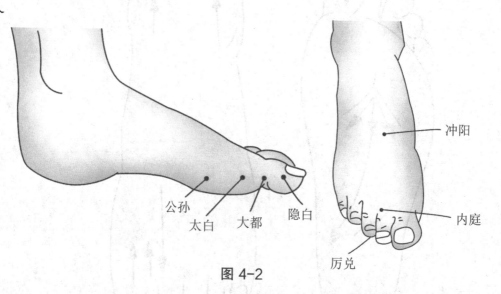

公孙　太白　大都　隐白　　冲阳　内庭　厉兑

图 4-2

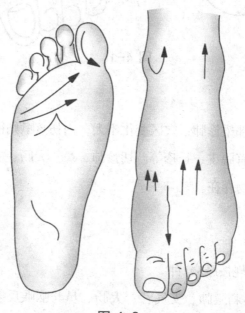

图 4-3

三、咽喉痛

咽喉痛是一种症状，引起咽喉痛的原因很多，这里主要是指由于上呼吸道感染或急性扁桃体炎引起的咽喉痛以及慢性喉炎所致的咽喉痛。

【足诊】

望诊足部咽喉、气管反射区常见瘀斑，色泽改变及皮疹等，触按有压痛。

【足疗】

(1)基本反射区按摩。

(2)重点按摩咽喉、气管、扁桃体等敏感点。

(3)按摩扁桃体、上身淋巴、腹部淋巴、上腭、下腭等反射区(参见图4-5)。

(4)穴位点按：太冲、涌泉、然谷、内庭、悬钟、厉兑、窍阴、照海、太溪、大钟(参见图4-6)。

(5)针刺或点按：21号穴、22号穴、23号穴。

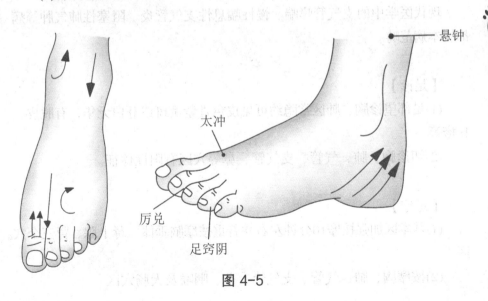

图 4-5

人体器官与脏腑，足部反射能治疗

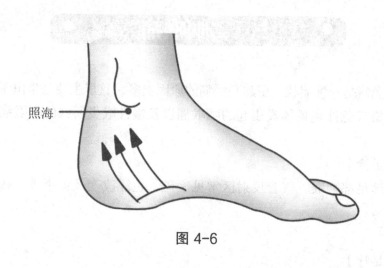

照海

图 4-6

四、哮喘

哮喘是一种以呼吸急促、喘鸣有声、张口抬肩、难以平卧为特征的反复发作的肺系疾病。哮与喘在症状上略有不同，喘指呼吸困难，哮指喉中哮鸣，临床上不易区分，多同时并发，其病因病机也大致相似。

现代医学中的支气管哮喘、慢性喘息性支气管炎、阻塞性肺气肿等病都属本病范畴。

【足诊】

(1)足部望诊胸、肺区常隐约可见皮色青紫瘀斑或苍白无华，有脱皮、丘疹等。

(2)切诊胸、肺、气管、支气管、鼻等穴区有阳性体征。

【足疗】

(1)基本区加强按摩10分钟左右并着重按摩脑垂体、肾上腺、肾三个穴区。

(2)按摩胸、肺、气管、支气管、鼻、咽喉及大肠穴区。

(3)对上部淋巴腺穴区及其他足部阳性反应点给予足够的按摩(参见图4-7)。

(4)穴位点按：隐白、然谷、涌泉、大钟、太溪、解溪、昆仑、窍阴、临泣、悬钟、公孙(参见图4-8)。

(5)针刺或点按：7号穴、17号穴、29号穴。

【注意事项】

(1)必须坚持较长时间的治疗。如能在季节变换之前未急性发作时治疗为佳。

(2)避免风寒、保暖。

(3)忌食辛辣生冷之品。

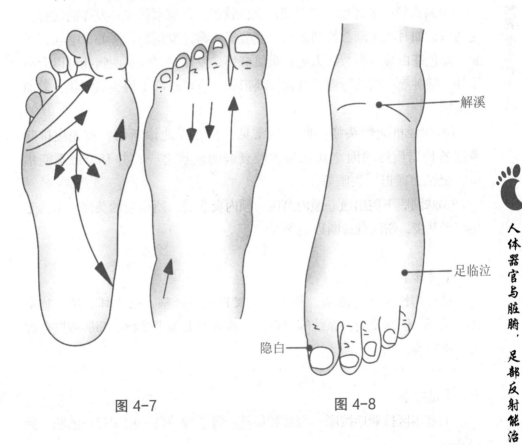

解溪

足临泣

隐白

图 4-7　　　　　　　　　图 4-8

人体器官与脏腑，足部反射能治疗

五、头痛

头痛是临床上常见的自觉症状，可以出现在多种急慢性疾病之中。综合引起头痛的疾病可分为四类：颅内病变、颅外病变、全身性疾病、神经官能症。

(1)头部局部病变引起的头痛有：眼部疾病、鼻及副鼻窦疾病、牙痛、颈部疾病、三叉神经痛等。

(2)血管性头痛：多为高血压病引起，测血压即可诊断；有脑动脉硬化者，要根据眼底的检查、血胆固醇测定和其他脏器动脉硬化表现作出诊断。

(3)偏头痛：多开始于青春期，女性较多，常有家族史，发作前常有一定诱因。如月经来潮、情绪波动、疲劳等。常伴发烦躁、恶心、呕吐、畏光、面色苍白等。少数病人可有眼肌麻痹，发作时，病员两瞳孔可以大小不等。脑肿瘤、脑动脉瘤、脑血管畸形病，也可以产生偏头痛症状，需加以鉴别。

(4)神经机能性头痛：临床最常见，但在作此诊断前，首先应排除前述各种器质性病因。其常为神经衰弱的症状之一，并有思想不能集中，记忆力减退、失眠等。

(5)蛛网膜下腔出血、颅内高压、颅内炎症等：所引起的头痛，求诊于足疗者甚少，需注意诊断以免误诊。

【足诊】

足部切按头部、侧头、脖子、三叉神经、延脑、眼、耳、鼻、脑垂体、颈部、性腺及消化系统等反射区，检查有五条索状物、疖肿或肤色改变、压痛等。

【足疗】

(1)基本区按顺序按摩：腹腔神经丛→肾上腺→肾→输尿管→膀胱，约5分钟。

(2)重点按摩区：头部、侧头、延脑反射区。

(3)根据病史，按摩相应足穴区：头部局部病变引起的头痛：按摩眼、耳、鼻、脑垂体、三叉神经、颈部等反射区。

血管性头痛：按摩头部、侧头反射区；

偏头痛、女子经期头痛：按摩性腺反射区，有伴发症者，按摩其相应反射区。

胃部疾病引起的头痛：按摩胃、十二指肠、胰、肝、胆等反射区。

便秘而致头痛：加强按摩大肠反射区(参见图4-9)。

(4)穴位点按：行间、太冲、解溪、临泣、地五会、侠溪、申脉、窍阴、京骨、束骨、通谷、至阴、跗阳、昆仑(参见图4-10)。

(5)针刺或点按：24号穴、25号穴、26号穴。

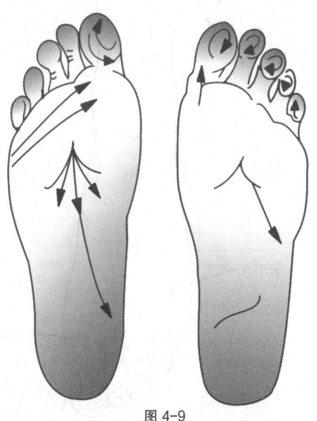

图4-9

人体器官与脏腑，足部反射能治疗

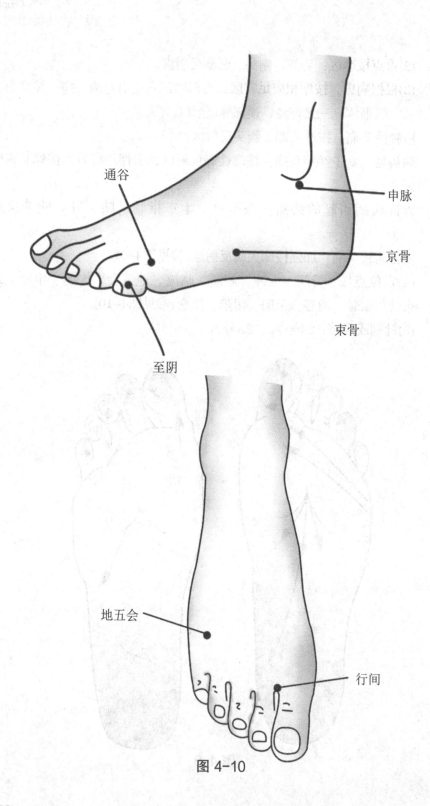

通谷

申脉

京骨

束骨

至阴

地五会

行间

图 4-10

六、高血压病

高血压病是一种常见的慢性疾病，又称"原发性高血压病"，以动脉血压持续性增高为主要临床表现。晚期可导致心、肾、脑等器官病变。本病发病率颇高，与年龄、职业、家族史有一定关系。

高血压也可作为某种疾病的一种症状，如泌尿系统疾病、心血管病、颅内疾病等发生的高血压称为"症状性高血压"，也称"继发性高血压"，须与高血压病区别。

一般认为，在安静休息时如收缩压经常超过18.7kPa，舒张压超过12.0kPa，就是高血压，判定高血压以舒张压升高为主要标志。

本病临床表现轻度程度相差很大，某些病人可无自觉症状，常在体检时偶然被发现高血压。一般症状有眩晕、头痛、面红、目赤、口苦、惊悸、便秘、舌红、脉弦。

【足诊】
常可见某些病人颈、肾、头等反射区皮肤粗糙、丘疹等。切按颈、头、平衡器官肾、心肝等反射区某些病人常有压痛。

【足疗】
(1)加强对基本区按摩约10～15分钟，并重点按摩肾脏、肾上腺反射区。

(2)反复、和缓地按摩头、颈、平衡器官、扁桃腺、肾、心、肝等反射区，对敏感区给以重点按摩(参见图4-11)。

(3)可配合轻轻按压颈动脉窦、太阳神经丛及三阴交、涌泉、外关、章门、中冲等穴(参见图4-12)。

(4)针刺或点按16号穴、22号穴、23号穴。

(5)配合练放松功。

人体器官与脏腑，足部反射能治疗

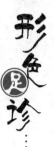

……人到老年先老脚，树到老来根先竭

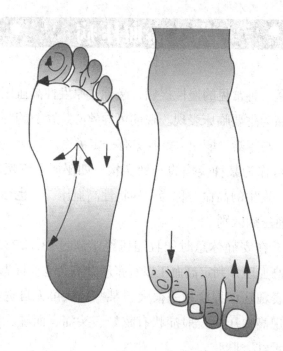

图 4-11

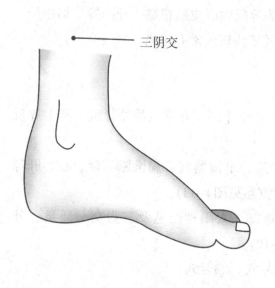

三阴交

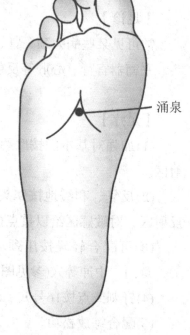

涌泉

图 4-12

七、心脏病

心脏病是心脏疾病的统称，包括风湿性心脏病，先天性心脏病、高血压性心脏病、冠状动脉性心脏病、肺原性心脏病和心肌、心包的疾病。足反射疗法对其具有一定的辅助治疗作用，坚持治疗，不仅可以改善症状，而且能起到意想不到的效果。

【足诊】

足部望诊心反射区及脚趾常有瘀斑、脱皮，及丘疹现象，触诊肌肤欠温、心反射区有压痛。

【足疗】

(1)基本区常规按摩5分钟。

(2)对心反射区给以轻柔、和缓的按摩。

(3)配合按摩胃、肝、脾及小肠反射区。

(4)在心绞痛时要按摩其肩关节、上肢带和胸骨反射区(参见图4-13)。

(5)穴位点按：隐白、临泣、京骨、太冲、大都、太白、涌泉、然谷、太溪等(参见图4-14)。

(6)针刺或点按：17号穴、18号穴。

人体器官与脏腑，足部反射能治疗

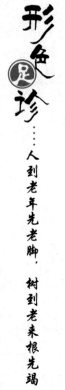

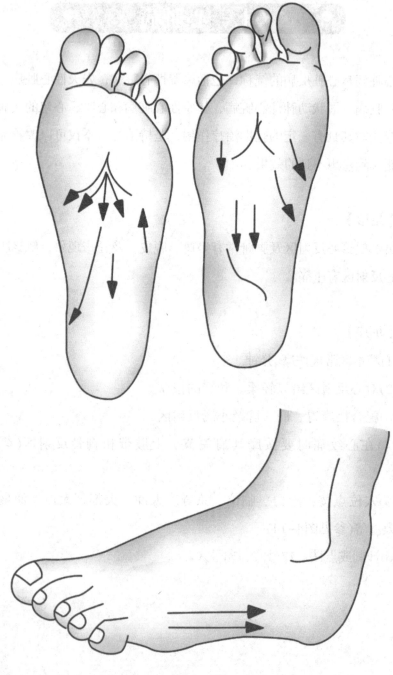

图 4-13

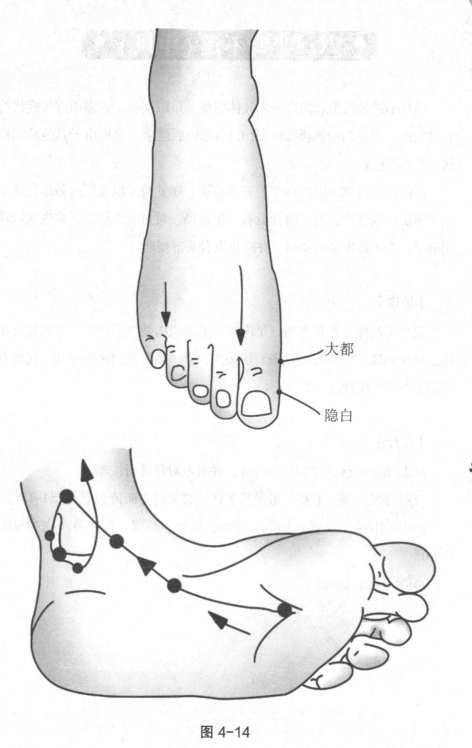

大都

隐白

图 4-14

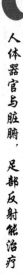

人体器官与脏腑，足部反射能治疗

八、半身不遂(中风)

半身不遂是指患者出现一侧肢体瘫痪、口眼㖞斜、舌强语涩等症状的一种疾患。大多为中风(脑血管意外)引起的后遗症，也可由于其他脑部疾病或外伤而引起。

仔细检查肢体的肌肉痉挛、关节功能、知觉情况以及肌肉萎缩程度，来判断疾病的轻重，对了解预后有一定帮助。对血压不稳定者应先施以降压治疗，手法必须轻柔和缓，并防止患者头部振动。

【足诊】

双足不对称，患足变形、足内翻、足部肌肉弛缓或痉挛、气血运行不畅，可见瘀斑、皮肤粗糙无华。切按头、肾、颈等反射区有压痛、足底有小结节及条索阳性反应物。

【足疗】

(1)加重基本区按摩10～15分钟，并重点对肾进行按摩。

(2)按摩头、颈、脊椎、肝等反射区，必须耐心而持久(参见图4-15)。

(3)按揉昆仑、太溪、照海、悬钟、丘墟、解溪、太冲等穴位(参见图4-16)。

(4)配合练放松功。

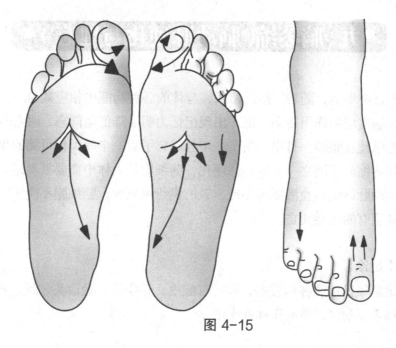

图 4-15

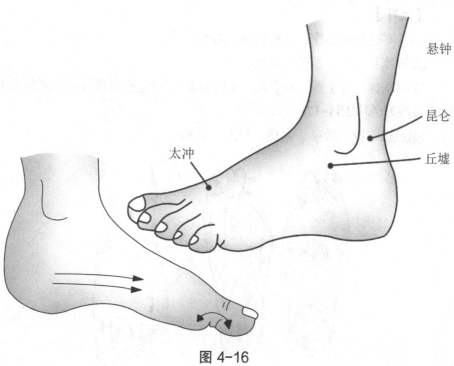

悬钟

昆仑

丘墟

太冲

图 4-16

人体器官与脏腑，足部反射能治疗

九、脑萎缩（脑动脉硬化与健忘）

人过中年后，随着年龄的增长，身体的各种功能也相应减退。主管思维的大脑皮层的作用逐渐降低，出现记忆力明显降低而健忘，时常有健忘者戴着眼镜找眼镜，打电话拨了一半号码忘了后一半等类似可笑的事情。加速脑萎缩的原因之一是脑动脉硬化，脑细胞是人体中需要氧量最多的细胞，脑动脉硬化后血液循环不良，氧的供给量减少，脑细胞不能正常地工作，甚至有的还会死亡。

【足诊】

足部望诊皮肤弹性较差，脚趾有痂皮、丘疹等，触诊头、颈、颈椎、脑垂体等反射区，常有压痛或小结。

【足疗】

(1)基本区常规按摩，并对肾重点按摩。

(2)按摩头、颈、颈椎等反射区。

(3)对垂体、肾上腺、甲状腺、副甲状腺、睾丸或卵巢等内分泌腺反射区进行按摩(参见图4-17)。

(4)点按穴位：涌泉、太溪、照海、公孙。

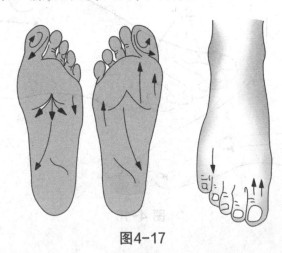

图4-17

形色足诊……人到老年先老脚，树到老来根先竭

十、面瘫

面瘫又称面神经麻痹或口眼喎斜，俗称"歪嘴巴"。是指口、眼向一侧歪斜的病症。分为周围性和中枢性两种。

本病是由于风寒侵袭面部经络(阳明、少阳等)，经气运行失常、气血不和、经脉失于濡养并纵缓不收而致病。

周围性面瘫发病突然，初起有耳后部疼痛，继则面部表情肌瘫痪而出现额纹消失，眼闭合不全、鼻唇沟变浅、嘴巴歪向健侧，进食时食物常嵌在齿颊间、喝水时水常从口角流出等，并可有同侧舌前三分之二味觉减退及听觉过敏。

中枢性面瘫仅限于脸部下面的肌肉瘫痪，故皱额、蹙眉皆无障碍，且常有一侧上下肢的瘫痪。

【足诊】

中枢性面瘫患者足部肌肉弛缓或痉挛、足内翻；周围性面瘫对足部无改变。

切按足穴：头、颈、眼、鼻、耳、上部淋巴腺等反射区有不同程度压痛。

【足疗】

(1)基本区常规按摩5分钟。

(2)重点反复按摩头、颈、眼、鼻、耳、上部淋巴腺等反射区。

(3)对头反射区在拇趾的上、下、左、右各部分反复按摩。

(4)点按穴位：冲阳、厉兑、行间、内庭(参见图4-18)。

人体器官与脏腑，足部反射能治疗

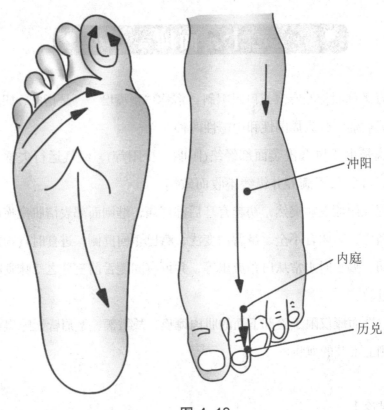

冲阳

内庭

历兑

图 4-18

十一、颈椎病

　　颈椎病又称颈椎综合征。是中老年人的常见病、多发病之一种。本病是由于颈椎骨质增生、刺激或压迫颈神经根、颈部脊髓、椎动脉或交感神经而引起的综合症候群。轻者头颈、肩臂麻木疼痛，重者可致肢体酸软无力，甚至大小便失禁、瘫痪。病变累及椎动脉及交感神经时则可出现头晕、心慌等相应临床表现。

　　在临床上可分为神经根型、脊髓型、椎动脉型、交感神经型及混合型。神经根型的症状以颈部疼痛并向枕部或上肢放射为主，特别是头颈后仰时出现症状或使症状加重。椎动脉型的症状以颈肩或颈枕痛伴有眩晕为主，特别是头部转到某一方位时出现眩晕、头痛、恶心、呕吐、耳鸣、耳聋、视物不清等症，而改变该方位时即明显好转或消失。交感神经型的症状以眼睑无力、视物模糊、眼窝部胀痛、流泪头痛或、偏头痛、枕部或枕后痛为主，转动头部与症状无明显关系。常伴有肢体发凉、局部皮温下降、或指端发红发热、局部肢体或半侧身体可有多汗或少汗。脊髓型的症状以肢体麻木无力为主，时好时坏，呈波浪式进行性加重，上肢和下肢可出现病理反射。

【足诊】

望诊可见颈椎及其相应区域皮肤色泽及纹理的改变。切按足部、敏感区常见于颈、颈椎、头、肩关节、斜方肌、平衡器官等。

【足疗】

(1)基本区常规按摩5分钟。

(2)重点按摩头颈、肩关节、颈椎、上肢带斜方肌及上部淋巴腺反射区。

(3)在足部按摩时，配合颈部自我转动。

(4)穴位点按：丘墟、临泣、申脉、京骨、束骨、昆仑、通谷、悬钟。

(5)针刺或点按：20号穴（参见图4-19A、B）。

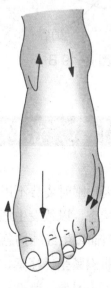

图 4-19 A

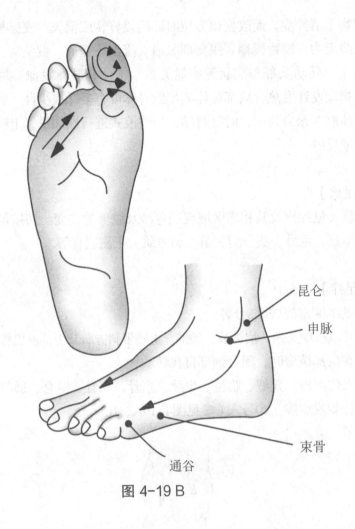

昆仑

申脉

束骨

通谷

图 4-19 B

十二、落枕

落枕亦称"失枕"，常因睡眠时姿势不正、枕头过高或过低，使项部肌群在较长时间内处于过伸状态，以致发生痉挛。或因颈项部着凉受寒，使颈项部气血失调、经络受阻而发生经脉拘急。

本症特点是颈项部一侧肌肉紧张、痉挛、强硬，头部转动不利，动则疼痛加剧，尤以向患侧旋转更为困难，严重者疼痛引及肩背部。

【足诊】

足部望诊无多大变化，切按颈、颈椎、斜方肌及尾骨等反射区压痛明显。

【足疗】

(1)基本区按摩5分钟。

(2)重点按摩颈、颈椎、斜方肌、尾骨等反射区。

(3)按摩足穴区时令患者头部旋转活动。

(4)点按穴位：悬钟、京骨、通谷、丘墟。

(5)针刺或点按20号穴（参见图4-20）。

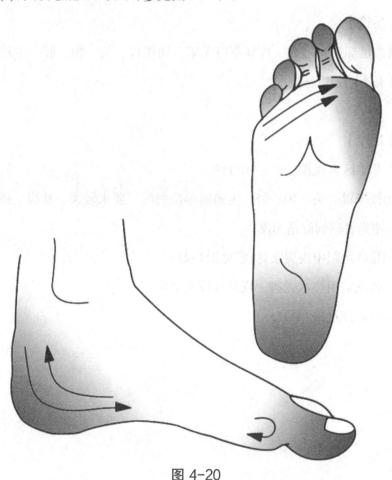

图 4-20

人体器官与脏腑，足部反射能治疗

十三、失眠

失眠是指经常不能获得正常的睡眠而言。轻者入眠困难，或眠而不酣、时寐时醒、醒后不能再寐，严重者可整夜不眠。古代文献称为"不得寐"或"不寐"。

本证常兼见头痛、头晕、心悸、健忘等症。失眠多见于现代医学的神经官能症、更年期综合征等。

【足诊】

望诊足部形态乏力，皮肤苍白无华，切按胃、头、颈、肝、生殖器等反射区有不同程度压痛。

【足疗】

(1)基本区常规按摩10～15分钟。

(2)按摩胃、头、颈、肝、生殖器等反射区，要求轻柔、和缓、持久、均匀，使患者感到舒适为度。

(3)按揉足跟中央失眠区(参见图4-21)。

(4)临睡前用热水烫脚，反复揉按涌泉穴。

(5)针刺或点按3号穴。

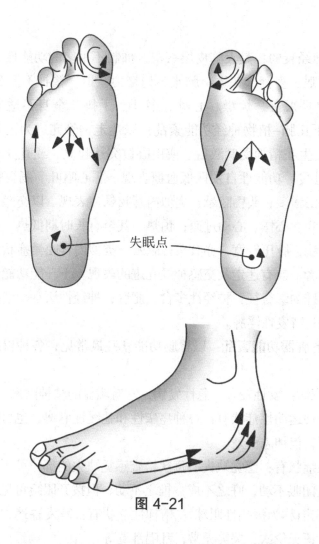

失眠点

图 4-21

十四、神经官能症

神经官能症常分为四类：神经衰弱、下丘脑-植物神经功能紊乱、各脏器的功能紊乱及癔病。此病临床表现多种多样，患者自述症状往往与许多疾病早期症状极为相似，因而容易按一般常规理化检查给患者进行诊断，导致检查结果无异常而判断为没有疾病，我们临床诊断中必须抓住两个环节：一是多考虑与器质性疾病的区别。二是通过观察，重视病

人体器官与脏腑，足部反射能治疗

人的主诉。

（1）神经衰弱：是大脑皮层兴奋、抑制不平衡的功能性疾病。常见的症状为失眠、多梦、头昏、脑胀、记忆力减退、精神不振等。有的病人还表现出易兴奋、烦躁、心跳、多汗、手抖、全身不适等症状。

（2）下丘脑–植物神经功能紊乱：以迷走神经亢进为主者，常有昏厥倾向(多发生在精神受刺激后、或由卧位突然起立、或直立不动时间过久)、心动过缓；功能性自发性低血糖表现、恶心呕吐、肠胃蠕动功能增强、唾液分泌增多；头昏眩晕、类似内耳眩晕症表现。以交感神经亢进为主者，易惊吓、心悸、心动过速；怕热、甚至有长时期低热、多汗、手震颤；血压不稳，脉压较宽，亦有头昏眩晕，类似内耳眩晕症状。自主神经功能不稳定者，兼有迷走及交感神经亢进的表现。下丘能功能紊乱，常表现为一些特殊的综合征：神经性多食、肥胖；神经性厌食、消瘦；精神性多饮、多尿；特发性浮肿。

（3）各脏器功能紊乱：以胃肠功能紊乱最常见；各种胃肠症状均可出现。

（4）癔病：女性较多，急性发病，常有明显的精神因素。

临床表现运动性症状有：各种痉挛性和弛缓性麻痹，也可能出现各种抽搐或震颤，但神志清楚。

感觉性症状有：感觉缺失，每次检查感觉缺失的部位可不同，或假性昏迷，病人闭眼不动，呼之不应，推之不动，但拨开眼睑可见眼球活动自如，游走不定(称为癔病性眼球)。精神性症状有：阵发昏迷，朦胧状态，精神错乱，语无伦次，哭笑无常，乱唱乱骂等。

【足诊】

足部望诊足形无力状，肌肤欠润泽，触诊头、颈、垂体、肾、肾上腺、腹腔神经丛等反射区，患者自诉压痛较甚，足部其他反射区也常出现阳性体征。

【足疗】

(1)基本区常规按摩，并对肾、肾上腺给予重点按摩。

(2)仔细按摩头、颈、脑垂体及腹腔神经丛等反射区，对拇趾的上下左右中各种方位进行按摩。

(3)对触诊有阳性体征的反射区给以适当按摩。内分泌各反射区有明显的阳性体征，如甲状腺、副甲状腺、肾上腺、卵巢、子宫等区，这可能与内分泌功能失调有关。如肾虚所致者，肾、输尿管、膀胱、前列腺、睾丸等反射区有阳性体征。胃肠功能紊乱者，胃、肠、肝胆等反射区有阳性体征。

(4)穴位点按：太溪、照海、涌泉、大都、三阴交、行间、太冲等（参见图4-22A、B）。

(5)针刺或点按：3号穴、8号穴、27号穴。

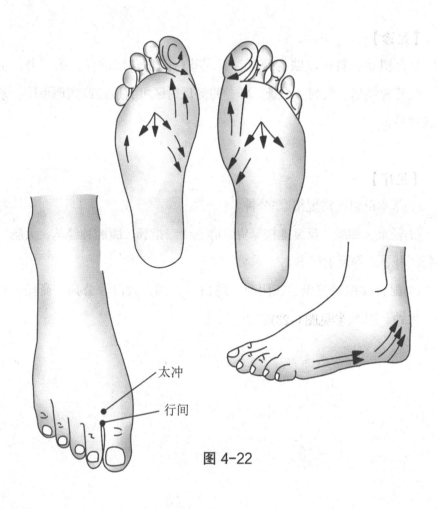

太冲

行间

图 4-22

人体器官与脏腑，足部反射能治疗

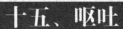

形色足珍……人到老年先老脚，树到老来根先竭

十五、呕吐

呕吐是由于胃失和降，食物随气道而上所致。外邪、食滞、痰饮、肝气皆能导致胃失和降，引起呕吐。前人以有物有声谓之呕，有物无声谓之吐，无物无声谓之干呕。呕与吐常同时发生，很难截然分开，所以并称呕吐。

本证可见于急性胃炎、肝炎、贲门痉挛、幽门痉挛或梗阻、胰腺炎、胆囊炎和神经性呕吐等。

【足诊】

足部望诊，胃区皮肤有瘀斑青紫或苍白无华。切按胃、脾、十二指肠、腹腔神经丛、大肠、小肠、肝、胆等反射区可有压痛或病理小结、条索状物等。

【足疗】

(1)基本反射区常规按摩5分钟。

(2)轻柔、和缓、反复地按摩胃、脾、十二指肠、腹腔神经丛、大肠、小肠、肝、胆等反射区。

(3)配合揉按足三里、三阴交、隐白、大都、太白、公孙、商丘、然谷、大钟、照海(参见图4-23)。

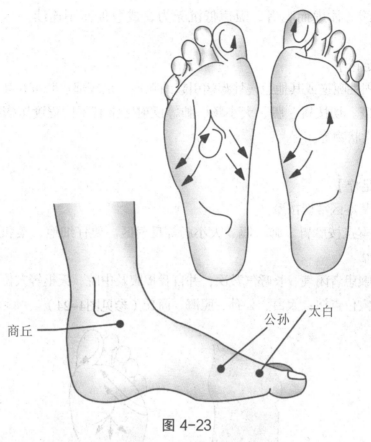

商丘

公孙 太白

图 4-23

人体器官与脏腑，足部反射能治疗

十六、呃逆

　　呃逆是气逆上冲、喉间呃呃连声，声短而频、不能自制的一种症状。此症状如偶然发作大都轻微，可以不治而愈；如持续不断，则需治疗方能渐平。

　　本病多因过食生冷与寒凉药物，或过食辛热煎炒之品，或恼怒抑郁，或重病久病正气亏虚，使气机失利、胃气上逆动膈而成。胃寒而呃者，呃声沉缓，得热则减，得寒则愈。胃热而呃者，呃声洪亮，冲逆而出，口臭烦渴。抑郁恼怒而呃者，呃逆连声，因抑郁恼怒而发作，情志转

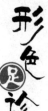

舒则稍缓。体虚而呃者，呃声低沉无力，或急促而不连续。

【足诊】

顽固性呃逆或其他急慢性疾病引起的呃逆，足底部皮肤可在某些区域见瘀紫斑。切按胃、膈、大小肠、肺等反射区常有不同程度压痛或有结疖、条索状物等。

【足疗】

(1)基本区常规按摩。

(2)重点按摩胃、肺、膈、大小肠等反射区。要仔细地、柔和地、反复地按摩。

(3)嘱患者闭气、长呼气数次，并自我擦腹及中脘、天枢等穴位。

(4)穴位点按：太白、公孙、照海、商丘（参见图4-24）。

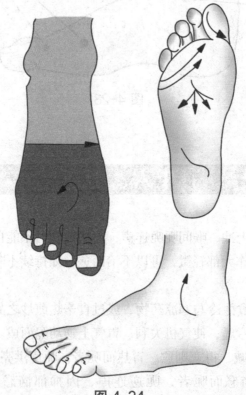

图 4-24

十七、胃下垂

胃下垂是指胃小弯的位置下降到髂嵴连线以下，并有一系列消化道症状的疾病。胃下垂在临床上，常与肾下垂同时出现，亦可为全内脏下垂的一部分。无力型体质，体形瘦长，胸廓狭小，肌肉瘦削，其胃壁张力弛缓，可使整个胃延长下垂。多次妊娠等原因，使腹壁张力降低，也可导致内脏下垂。十二指肠球部溃疡，幽门病变，引起食物通过发生困难或不全梗阻，使胃扩大，日久亦会发生胃下垂。

临床症状表现为，腹部胀痛，进食量多则胀痛时间长，便秘、呕吐、腹部有击水声，并有失眠、头疼、头昏、忧郁等神经精神症状。

【足诊】

胃下垂患者足形瘦弱无力状，皮色苍白，胃区、肾区隐约可见瘀斑等，切按足底胃区、肾区压痛。

【足疗】

(1)基本区常规按摩5分钟，重点对肾区给予刺激。

(2)按摩脾、胃、小肠、大肠等反射区。

(3)配合腹式深呼吸及腹部自我手法按摩。

(4)穴位点按涌泉、太溪、公孙、足三里、三阴交、大都、照海（参见图4-25）。

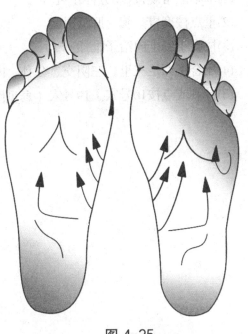

图4-25

人体器官与脏腑，足部反射能治疗

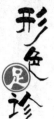

十八、胃痛

胃痛又称胃脘痛，是一种常见的反复发作性证候。本证最多见于胃炎、溃疡病及胃神经官能症。

胃脘痛的病位在胃，但胃与脾互为表里，而肝为刚脏，性喜条达而主疏泄，故胃痛与肝脾有密切关系。

胃痛之主要部位系在胃脘近心窝处，痛时可以牵连胁背，或兼见恶心呕吐、吐酸、嘈杂、大便溏薄或秘结，甚至呕血、便血等证。

【足诊】

足部望诊胃、肠反射区可见瘀斑，皮丘等，切按胃、脾、肝及肠反射区可有压痛及阳性反应物。

【足疗】

(1)基本区常规按摩5分钟左右。

(2)重点按摩胃、脾、肝反射区。

(3)按大小肠走向给予推揉。

(4)配合按摩足三里、三阴交、公孙、内庭、冲阳等穴位。

(5)针刺或点按10号穴、19号穴（参见图4-26）。

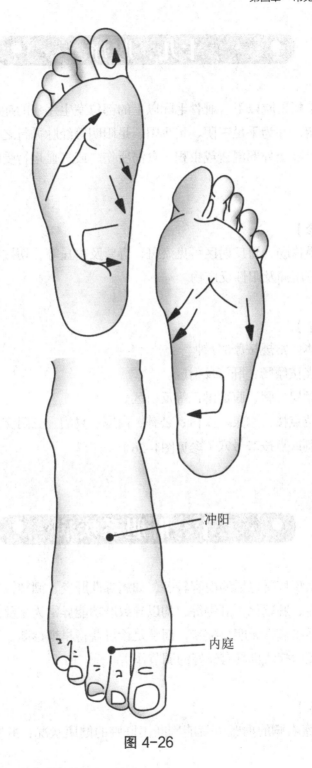

冲阳

内庭

图 4-26

人体器官与脏腑，足部反射能治疗

十九、腹痛

　　腹痛是指胃脘以下、耻骨毛际以上的部位发生疼痛的症状而言。腹内有许多脏腑，并为手足三阴、足少阳、足阳明等经脉循行之处。因此，有关脏腑、经脉受外邪侵袭或虫积、食滞所伤，或气血运行受阻，均可导致腹痛。

【足诊】

　　足部望诊肠、胃反射区可见瘀斑，青紫及皮丘等。切按肠、胃、肝、脾反射区有压痛及阳性反应物。

【足疗】

(1)基本区常规按摩5分钟。

(2)重点按摩肠、肝等反射区。

(3)按摩胃、脾、腹部淋巴等反射区。

(4)穴位点按：水泉、太白、公孙、内庭、复溜、三阴交。

(5)针刺或点按27号穴（参见图4-26）。

二十、肝胆系疾病

　　肝胆系疾病所包括的内容较多，如病毒性肝炎、酒精性肝中毒、胆囊炎、结石症、肝硬化、肝癌等，均以导致肝功能异常为主要病理表现。早期的肝胆系疾病常无明显症状，而从足诊可获得早期诊断。肝脏功能异常通过足底反射疗法也具有较好的调节作用。

【足诊】

(1)观察右脚的拇趾，就能判断出肝脏的健康状况：肝脏功能不佳的人，右脚拇趾有上翘的现象；脚趾肿胀是表示肝脏有肥大的倾向。此外，脚趾如有发硬的现象时，必须特别注意这可能是肝硬化的现象。除此之外，如果脸上的黑斑特别多，也表示肝脏有异常的现象。

(2)切按足底肝、胆、肾等穴，区，常有压痛及小结、丘疹等。

【足疗】

(1)基本区常规按摩5分钟。

(2)按摩肝、胆、淋巴腺及十二指肠等反射区。按摩后，尿的颜色会变成鲜黄色或稍带红色，而且尿的气味会增加，此类现象是肝脏疾病的症状减轻时，所引起的反应。

(3)充分按摩手和脚的拇指、趾，并对大敦、太冲、行间、商丘、中封、阳陵泉、侠溪、足窍阴穴位给予重点刺激。

(4)针刺或点按4号穴、5号穴（参见图4-27）。

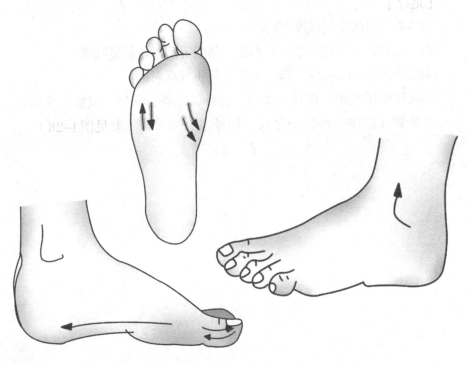

图 4-27

泄泻是指排便次数增多，粪便清稀、甚如水样而言。主要由于湿邪所胜和脾胃功能障碍所引起，以夏秋两季为多见。

现代医学中由于胃、肠、肝、胆、胰腺等器官功能性和器质性引起某些病变，如急慢性肠炎、肠结核、胃肠神经功能紊乱等引起的腹泻，均可参考本症辨证施治。

【足诊】

足部望诊皮肤苍白无华，切按胃、肠、脾、肝、胆、胰腺等反射区有压痛。

【足疗】

(1)基本反射区常规按摩5分钟。

(2)重点对胃、腹腔神经丛、小肠、结肠等反射区反复按摩。

(3)配合按摩十二指肠、脾、大肠、肝胆等反射区。

(4)穴位点按大都、商丘、太白、公孙、然谷、内庭、复溜、交信。

(5)针刺或点按6号穴、9号穴、10号穴、19号穴（参见图4-28）。

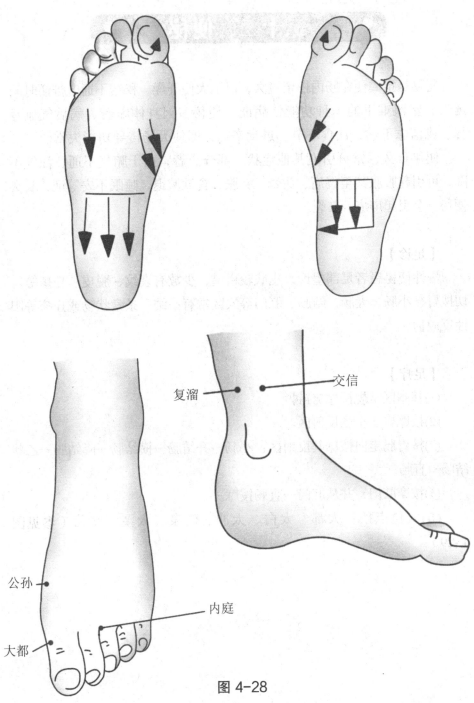

复溜　　　交信

公孙

内庭

大都

图 4-28

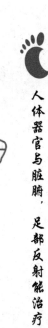

人体器官与脏腑，足部反射能治疗

二十二、便秘

便秘是指粪便在肠内停留过久，以至大便干燥、秘结不通、排便时间延长、坚涩难下的一种功能性病证。便秘多因身体虚弱、病后气血亏损、或情志不遂、饮食不节、过食辛辣，即使大肠传导功能失常。

便秘日久，常可引发其他症状。部分患者，由于腑气不通、浊气不降，可引起腹胀甚至腹痛、头晕、头胀、食欲减退、睡眠不安等证，长久便秘，会引起痔疮、肛裂。

【足诊】

慢性便秘患者足部望诊，皮肤较粗糙，少数有裂纹、脱皮、丘疹等。切按胃、小肠、大肠、结肠、肛门等穴区常有小结、条索状物或丘疹等阳性反应物。

【足疗】

(1)基本区常规按摩5分钟。

(2)按摩胃、小肠反射区。

(3)按胃肠走向按摩其反射区：小肠→升结肠→横结肠→降结肠→乙状结肠→直肠。

(4)按摩肛门，并从肛门→直肠按摩。

(5)穴位点按：大都、太白、太冲、涌泉、太溪、交信（参见图4–29）。

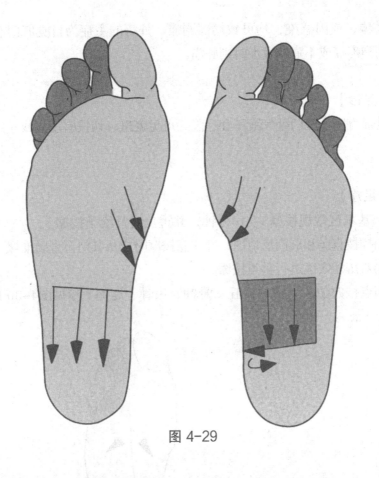

图 4-29

二十三、痔疮

　　痔疮是在肛门周围有赘肉突出的病证。本病多因久坐或负重远行，或久痢、胎产等致体质亏耗，中气下陷，或情志抑郁、气机失调，或嗜酒辛辣、大肠湿热，导致瘀血浊气壅滞肛门而成本病。

　　按其发病部位可分为内痔、外痔和混合痔。内痔主症是大便时出血，如便血鲜红，或量多量少，或如射如滴，兼见口渴、溲赤便秘舌红脉数，为大肠热盛，瘀热络滞。若痔核脱垂于肛门外，肛门有下坠感，气短懒言，食少乏力，舌质淡红，脉弱无力，此属气虚下陷。若脱出之痔核不能

人体器官与脏腑，足部反射能治疗

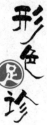

及时复位，或因感染，均可致局部剧痛。外痔的主症为自觉肛门有异物感，剧烈疼痛或不痛，发炎时则肿痛。

【足诊】

足部直肠、肛门处气血不和，隐约可见瘀斑，切按有压痛或小结、丘疹等。

【足疗】

(1)基本区常规按摩5～10分钟，并重点对肾给予按摩。

(2)揉按直肠和肛门反射区，并注意按摩时应从肛门至直肠推揉。

(3)对痔疾穴区进行重点按摩。

(4)点按穴位：太白、商丘、悬钟、束骨、复溜（参见图4-30）。

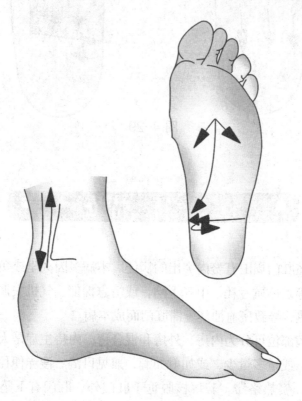

图4-30

二十四、淋浊病

小便淋沥谓之淋，溺窍秽浊谓之浊。淋出溺道，浊出精窍，诸症相关，故统称为淋浊。

1. 淋证

(1)气淋：面色萎黄，精神疲乏，少腹坚满，小便淋沥，茎中涩痛，或大便溏，脉象沉微。

(2)石淋：小便淋沥，尿时涩痛，尿出沙石后则小便稍利，时感涩痛，刺痛难忍，反复不已，甚或尿不出。

(3)膏淋：头目眩晕，精神疲乏，腰膝疼痛，小便淋沥，滴下肥液类似脂膏，舌苔黄腻，脉象濡数。

(4)血淋：面红目赤，口渴喜饮，尿道刺痛，犹如刀割，小便淋沥，点滴而下，色红如血，脉实而促。

(5)劳淋：面黄肌瘦，体倦神疲，小便淋沥，点滴涩痛，时作时止，缠绵不已，遇劳即发，脉象虚弱。

2. 浊证

(1)赤浊：病起茎中热痛，如火灼刀割，溲尿自清，惟窍端时流秽浊，色赤如苏木汁。

(2)白浊：病起茎中微痛，溲尿自清，惟窍端时流白浊，或如米泔，或如粉糊，或如疮脓。

【足诊】

足形乏力，皮色苍白无华。触按肾、输尿管、膀胱及尿道等反射区常有压痛或小结与泥沙样阳性反应物。

人体器官与脏腑，足部反射能治疗

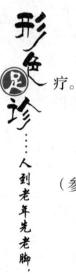

【足疗】

(1)重点按摩基本反射区，必须仔细地、反复地、有耐心地进行治疗。

(2)对尿道、腹部淋巴结给予适当按摩。

(3)对足部其他阳性反应点给予按摩。

(4)穴位点按太溪、照海、涌泉、太冲、然谷、水泉、至阴、复溜等（参见图4-31A、B）。

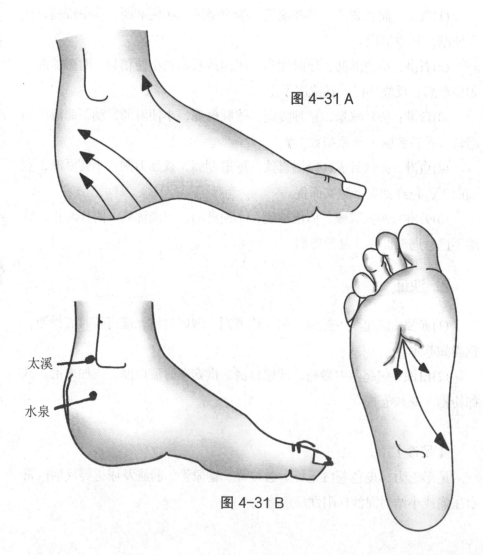

图 4-31 A

太溪

水泉

图 4-31 B

二十五、前列腺疾病

前列腺又称涩护腺，是个核桃状的腺体，位于膀胱的底部和围绕着尿道的上部。前列腺疾病主要有前列腺增生、前列腺炎和极少数前列腺肿瘤。

前列腺增生(或称前列腺肥大)是非常常见的疾病，随着年龄的增长，男性或多或少都有前列腺肥大的现象发生，60岁以上老年人更多见。前列腺肥大主要表现为排尿困难，轻者夜里起夜次数增多，本来是不起夜的人出现起夜，随之次数增加，有时会有每次尿不净或尿完后还有少量排出的现象，严重者出现尿流变细、排不出的现象。同时还伴有腰酸腰痛，四肢无力或遗精，或出现尿末有血及脓性分泌物。前列腺肥大除严重者可手术摘除外，一般保守疗法效果都不甚满意。

足反射疗法对前列腺炎和前列腺肥大症有良好的治疗效果，由于当前对此类疾病无特效疗法，应用足反射疗法就更有意义。

【足诊】

足诊对前列腺疾病具有辅助诊断意义，目前在一般正常身体检查中很少有做前列腺检查的，所以，此类疾病常被忽略。足反射疗法却能比较早期发现，提早治疗。切按前列腺、肾、输尿管、膀胱常有压痛及病理小结。

【足疗】

(1)基本区加强按摩10～15分钟，重点按摩肾反射区。

(2)对前列腺反射区给予仔细按摩。

(3)对腹部淋巴腺及鼠蹊淋巴腺反射区，给以适当的按摩治疗。

(4)穴位点按大敦、行间、太冲、大钟、交信（参见图4-32A、B）。

人体器官与脏腑，足部反射能治疗

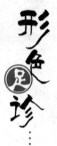
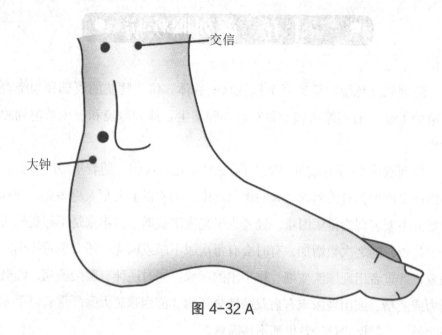

交信

大钟

图 4-32 A

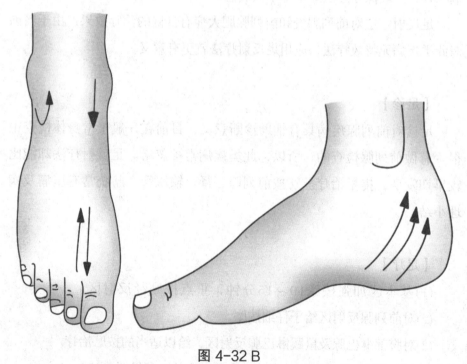

图 4-32 B

二十六、阳痿（早泄）

正常的男性，性功能一般能保持到60岁以上，如果在中年就出现症状，即认为是性功能减退。性功能常表现为阳痿和早泄。

引起性功能减退的原因是多方面的。有的是因器质性疾病引起的(如睾丸和副睾丸的炎症，精索静脉曲张，前列腺炎等疾病)。也有的是因为性激素分泌障碍所引起或机体有其他疾病(如糖尿病)而引起的。身体和精神上过度疲劳也可能暂时出现阳痿和早泄。就一般隋况来讲，心因性占大多数，也即所谓"性神经衰弱"。足穴按摩疗法对性功能减退具有良好的疗效，它不但能治疗神经的功能失调，调整激素的分泌功能，而且对生殖系统器官的一些炎症也有治疗作用。

【足诊】

足部望诊生殖器反射区有丘疹，皮肤粗糙、足形乏力、色泽无华。切按足部肾，睾丸、输精管和生殖器等反射区常有不同程度压痛和小结等。

【足疗】

(1)基本区常规按摩5分钟，并重点按摩肾反射区。

(2)按摩睾丸、输精管、前列腺和生殖器等反射区，要有耐心、细心地坚持按摩。

(3)对头、颈、脑垂体给予适当按摩。

(4)嘱患者自我辅助按摩睾丸、会阴、曲骨、长强及气海、关元等穴。

(5)穴位点按三阴交、然谷、太溪、中封、复溜（参见图4-33A、B）。

人体器官与脏腑，足部反射能治疗

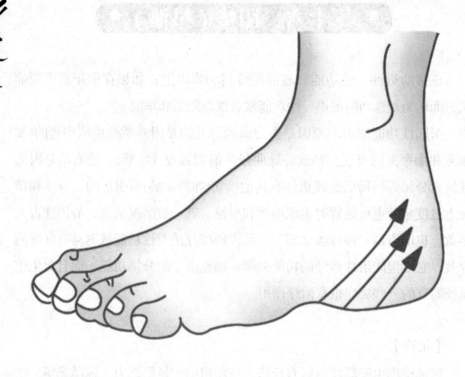

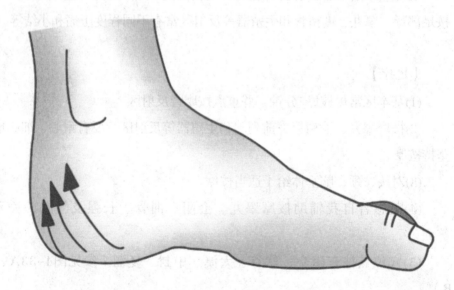

图 4-33 A

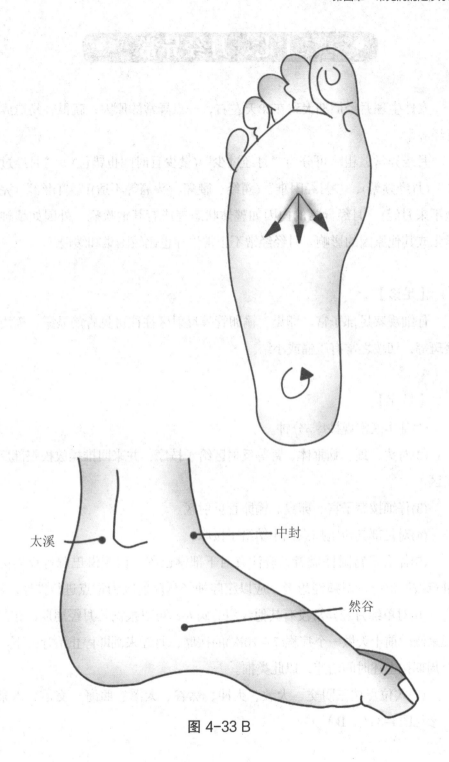

图 4-33 B

太溪

中封

然谷

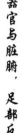

人体器官与脏腑，足部反射能治疗

二十七、月经异常

女性生理月经周期大致在28天左右，一点异常的原因，就很容易造成月经异常。

月经异常，粗略可分为"月经过少"(量少且时间也错位)，"月经过多"(月经频繁)，"月经困难"(痛经、腰痛、头痛等不适)或"闭经"(完全不来月经)。月经异常的内因如整体状态差或有其他疾病、外因如精神紧张或其他原因的影响。月经经常不正常治疗也比较困难和缓慢。

【足诊】

仔细观察足部子宫、卵巢、输卵管等反射区往往可见青筋显露、极浅瘀斑等，切按之常有压痛或小结。

【足疗】

(1)基本区常规按摩5分钟。

(2)对头、颈、脑垂体、肾等反射区给予按摩，并来回推揉放松腹部反射区。

(3)仔细按摩子宫、卵巢、输卵管反射区。

(4)对足部其他压痛点或小结给予按摩。

(5)伴有子宫附件炎者，应注意对下部淋巴腺、鼠溪淋巴腺等反射区进行按摩治疗。对痛经患者，应以腹腔神经丛反射区为重点进行按摩。

(6)对单纯月经异常没有其他疾病的病人，可以根据其月经周期，在月经来潮的前十天做一个疗程(7~10次)的按摩，月经来潮即停止治疗。下一个周期按上述时间治疗，以此类推。

(7)穴位点按三阴交、大敦、太冲、然谷、太溪、照海、交信、水泉（参见图4-34A、B）。

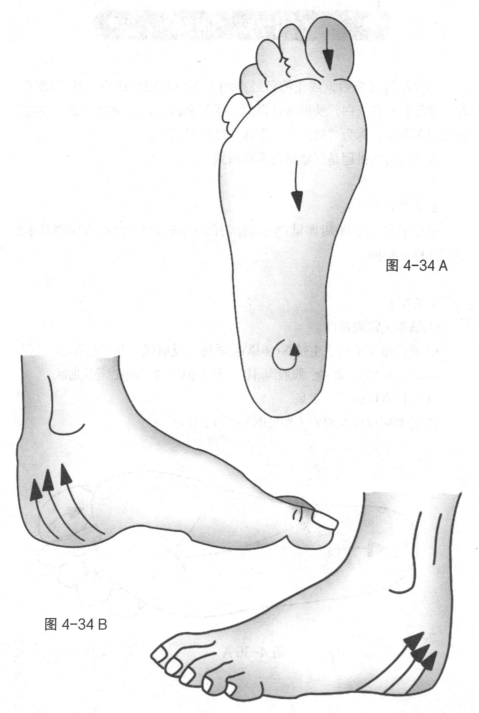

图 4-34 A

图 4-34 B

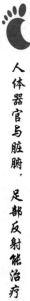

人体器官与脏腑，足部反射能治疗

二十八、痛经

　　妇女在行经前后，或正值行经期间，小腹及腰部疼痛，甚至剧痛难忍，常伴有面色苍白，头面冷汗淋漓，手足厥冷，泛恶呕吐等证，并随着月经周期发作，称为"痛经"，亦称"经行腹痛"。

　　本病的主要机理是气血运行不畅所致。

　　【足诊】

　　望诊子宫、生殖腺(卵巢)等反射区有瘀斑或皮疹，触按有压痛及小结节泥沙样沉积物。

　　【足疗】

　　(1)基本区常规按摩。

　　(2)重点按摩子宫、生殖腺(卵巢)脑垂体等反射区，并放松腹部。

　　(3)其次按摩肾、腹壁、腹股沟淋巴、上身淋巴、胸部淋巴等反射区。

　　(4)穴位点按照海、水泉。

　　(5)针刺或点按28号穴（参见图4-35A、B）。

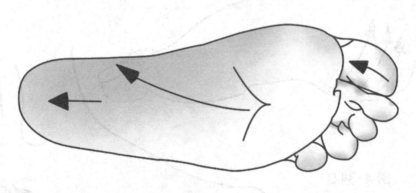

图 4-35 A

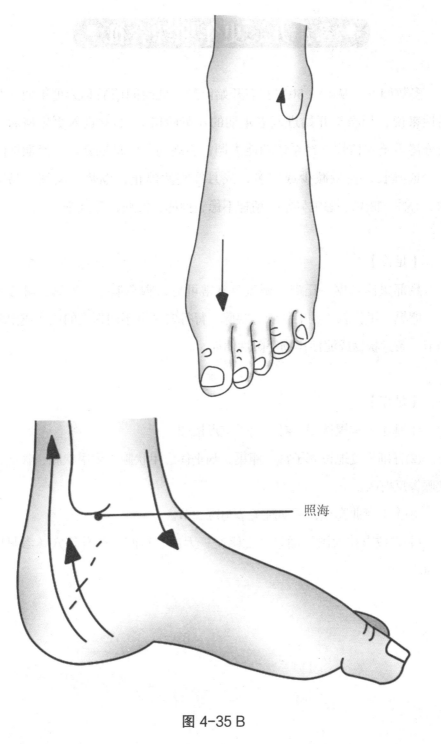

照海

图 4-35 B

人体器官与脏腑，足部反射能治疗

二十九、更年期综合征

多数妇女，从40～50岁左右开始停经，此时间前后称为更年期。对男性来说，相当于开始进入老年期的年龄阶段。 妇女进入更年期后，内分泌系统和植物神经系统功能失调，表现为月经周期紊乱，经期期限减少或延长，血量减少或增多，或月经突然停止，潮热、潮红、易激动、心悸、眩晕、感觉异常、精神不稳、抑郁、失眠、乏力等。

【足诊】

足部望诊脱皮、丘疹、瘀斑等常常可见，脚掌偏红、光润，触诊子宫、卵巢、甲状腺、副甲状腺、胰腺、肾等穴区有不同程度的压痛或出现结节、条索状物或泥沙样物等阳性体征。

【足疗】

(1)基本区常规按摩，对肾给予重点按摩。

(2)仔细反复地按摩子宫、卵巢、脑垂体、甲状腺、副甲状腺、骨盆、胰腺等反射区。

(3)上下弯曲脚趾，活动趾关节与踝关节。

(4)穴位点按太溪、涌泉、三阴交、太冲、行间、公孙等穴（参见图4–36A、B）。

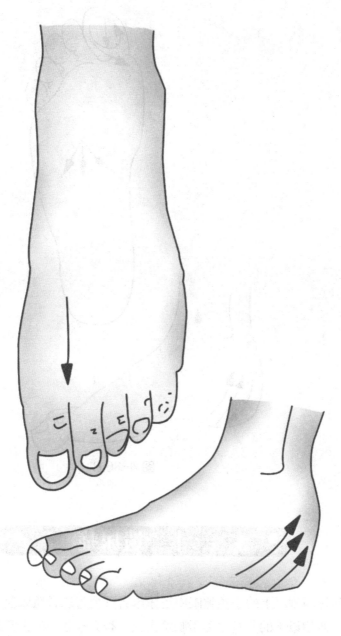

图 4-36 A

人体器官与脏腑，足部反射能治疗

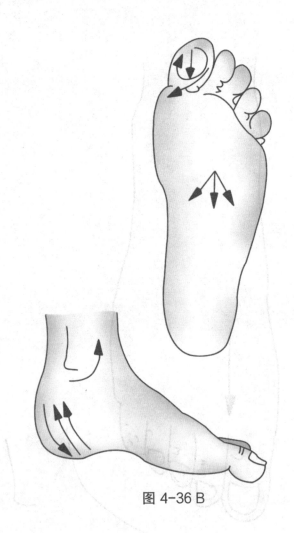

图 4-36 B

三十、遗尿症

年过四岁以上的小孩睡眠中还尿床者可视为患者遗尿症。或称为"尿床"。四岁以下的儿童，由于脑髓未充，智力未健，或正常的排尿习惯未养成，而产生尿床者不属病理现象。

遗尿症必须及早治疗，如延病日久，就会妨碍儿童的身心健康，影响发育。

儿童遗尿，多为先天肾气不足，下元虚冷所致。另外，由于各种疾病引起的脾肺虚损，气虚下陷，也可以出现遗尿症。

【足诊】
足部望诊足形无力、肌肤苍白、触诊足部肌肤欠温。触诊肾、输尿管、膀胱等反射区有压痛或小结，条索状物等。

【足疗】
(1)按摩头颈、垂体、腹腔神经丛和肾、输尿管、膀胱等反射区。
(2)适当按摩足部淋巴，多转动或按摩脚的小趾。
(3)不要责备儿童，给予较多的安慰和鼓励。
(4)点按穴位大敦、行间、太冲。
(5)针刺或点按14号穴（参见图4-37）。

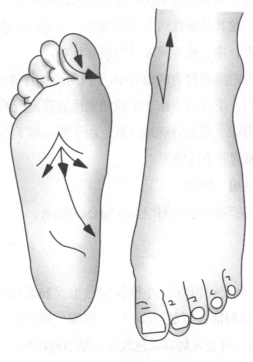

图 4-37

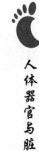

人体器官与脏腑，足部反射能治疗

三十一、糖尿病

糖尿病是一种由于中枢神经兴奋抑制不平衡而引起的胰岛功能减退，致使糖类物质代谢紊乱的疾病。也就是说它是一种皮层功能失调而引起的代谢疾病。

主要表现为血糖升高和糖尿。临床上以"三多一少"症给予诊断，即为多饮、多食、多尿和体重持续下降。

有些糖尿病人症状不典型，如有下列症状2～3项者，可考虑是否患了糖尿病，须到医院进一步确诊。

(1)食欲特别亢进而体重反而日益下降者。

(2)反复出现尿路、胆道、肺部或其他感染。

(3)易感染疖痈，尤其是发生在疖痈发病较低的季节，如冬季。

(4)皮肤瘙痒，尤其是女性病人外阴瘙痒，而无滴虫感染者。

(5)有知觉障碍、痛、麻等周围神经炎症状者。

(6)较早出现白内障或视力减弱者(由于视网膜血管退行性病变)。

(7)间歇性跛行、下肢痛，由于下肢闭塞性脉管炎所致者。

(8)浮肿、蛋白尿、类似肾病综合征，由于肾小球毛细血管间硬化症所致。浮肿有时也因营养不良所致。

(9)下肢肢端坏疽、溃烂。

(10)早期出现的动脉粥样硬化症状(如心绞痛)者。

【足诊】

(1)足底皮纹改变：拇球区斗型纹和弓型纹显著增加。

(2)足部病理反射区：肾脏(左，右)、胰腺、胃(左、右)、膀胱和输尿管(左、右)等反射区可表现局部肤色改变、结节或压痛。

(3)经络循环：足底涌泉穴，以及足少阴肾经循行线上的穴位出现胀痛或指压痛感。

【足疗】

(1)基本区常规按摩5~10分钟。

(2)按摩胃、十二指肠、胰腺等反射区。

(3)点揉足部公孙、涌泉、然谷、行间、太冲、太溪、照海、厉兑等穴

（参见图4-38A、B）。

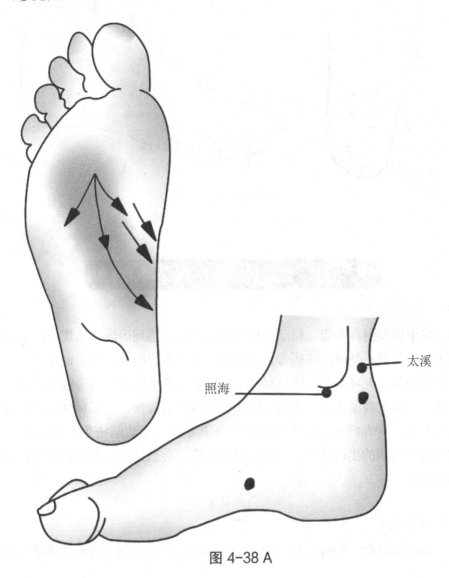

照海

太溪

图 4-38 A

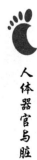

人体器官与脏腑，足部反射能治疗

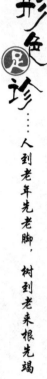

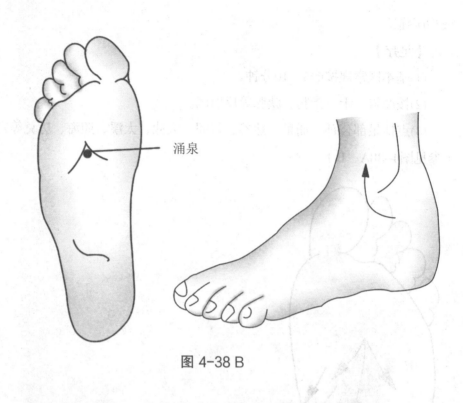

涌泉

图 4-38 B

●三十二、痤疮(青春痘)●

　　少年男女到青春期，脸部常长青春痘使他们感到烦恼，从现代医学观点来看，只要不是由特殊病毒，而是成长过程中暂时性之激素调整产生不均衡所引起，大可不必担忧，只要平时注意多清洗脸部，避免细菌感染，多喝水，多吃蔬菜水果，并适当运动，保持心情舒畅，成长后性激素分泌大致均衡，青春痘就会消失(此排除由于其他原因造成暗疮生长的混乱)，这是过渡时期的生理现象。但通过足诊疗法，会很迅速地减低因青春痘引起的困扰。

　　【足诊】
　　触诊脑垂体、性腺、肾、输尿管、膀胱、大肠反射区往往有不适感或泥沙状物，或小结等。

【足疗】

(1)对基本区加强按摩。

(2)按摩脑垂体、性腺、大肠及胃、肝等反射区。

(3)对头、上下腭及胸部淋巴结给予适当按摩。

(4)对肺反射区进行按摩，加强肺的呼浊吸清功能。

(5)穴位点按行间、太冲、解溪、照海（参见图4-39A、B）。

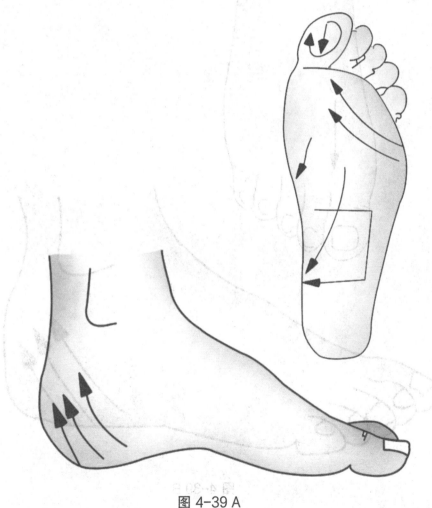

图 4-39 A

人体器官与脏腑，足部反射能治疗

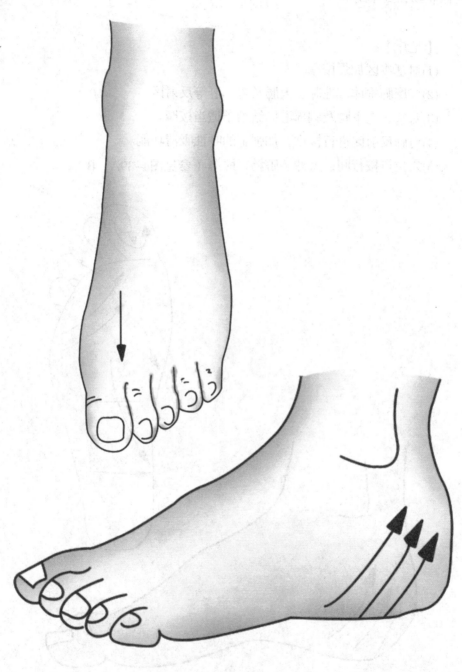

图 4-39 B

三十三、肥胖症

标准体重(公斤)=〔身高(厘米－100)〕×0.9。稍微高于或低于此数值，都算是正常，但如果超出此数值太多，就算是肥胖症，低于此数值太多，即为瘦弱症。

肥胖的原因，大多是饮食过多，运动不足，长久累积而成的。如果内脏功能不好，也会造成肥胖。

年轻人如果太肥胖，就有生殖功能不佳、怕冷、感情起伏大的倾向，中年人如果太过于肥胖，容易患心脏病、糖尿病、高血压等疾病，所以必须注意保持适当的体重。

要解决肥胖的烦恼，首先要改变平时的饮食习惯，采取正确的饮食方法，同时要做适当的运动。饮食应减少甜食、米饭等糖质食品的摄取量，一天三餐要均衡摄取含蛋白质、维生素、矿物质的食物，其次可采用足诊疗法来减肥。

【足诊】

足形胖嫩，肌肤湿度较大，足趾无力。触按脾、胃、甲状腺、食管等反射区常有压痛。

【足疗】

(1)基本区常规按摩5分钟。

(2)按摩脾、胃、甲状腺、甲状旁腺、食管及大小肠、脑垂体等反射区，刺激强度稍大。

(3)按揉足三里、三阴交、丰隆、解溪、行间、内庭等经穴。

(4)加强足趾、踝关节活动（参见图4-40A、B）。

人体器官与脏腑，足部反射能治疗

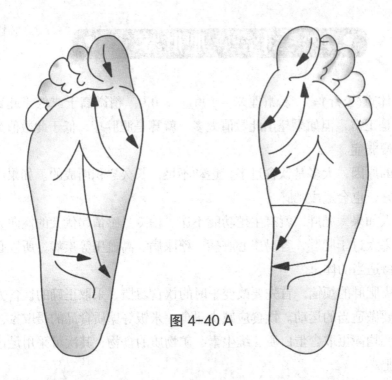

图 4-40 A

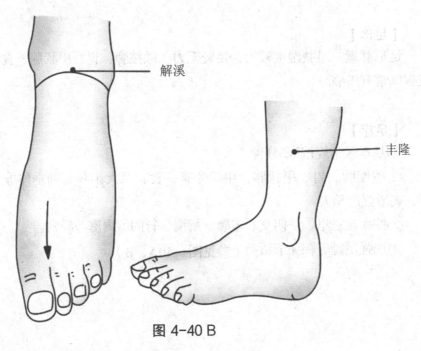

解溪

丰隆

图 4-40 B

三十四、瘦弱症

一般身体太瘦的人，其体重大都低于标准体重百分之十以上。二十岁左右的女性比较容易患神经性食欲不振症，在身体得不到所需营养的情况下，就会变得赢瘦。此外，有些人因为怕胖则拒绝饮食或过度节食，这种人大都有神经质或排他性格的倾向。

身体瘦弱的人，要加强体型锻炼，尽量摄取高蛋白、高脂肪等营养丰富的食物，同时配合足疗方法也有效。

【足诊】

足形瘦弱无力，脚趾瘦长，肌肤不润泽，触按脾、胃、肾、甲状腺、肝等反射区往往有敏感点及丘疹，小结等。

【足疗】

(1)基本区常规按摩5分钟，并对肾反射区给予重点按摩。

(2)按摩脾、胃、肝、甲状腺、食管等反射区，对其中敏感点给予重点按摩。

(3)放松按摩（参见图4-41）。

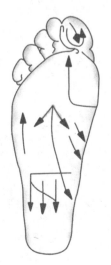
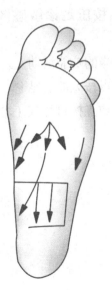

图 4-41

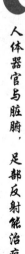

人体器官与脏腑，足部反射能治疗

三十五、漏肩风（肩周炎）

漏肩风常因年老体虚、气血亏损，正气不足，或因肩部外伤，慢性劳损，复感风寒湿邪，致使肩部气血凝涩，筋失濡养，经脉拘急而成，发病年龄在40岁以上多见。

本证初起肩部酸楚疼痛，疼痛可急性发作，但多数呈慢性，晚间加重，肩部活动不利，局部怕冷。以后疼痛可加重，且向颈项及四肢部扩散，肩峰突起，肩关节运动障碍日渐加重。功能障碍，早期是因疼痛引起肌肉痉挛所致；后期则是由于肩关节周围广泛性粘连、肌肉萎缩，关节囊缩小所致。

【足诊】

询问病史，仔细触诊足部肩、肩胛、斜方肌，找出敏感区，并按压头、颈、颈椎等反射区有否压痛。

【足疗】

(1)基本区按摩约5分钟。

(2)重点按压足诊敏感区5~10分钟，并向敏感区四周操按推擦弹拨。

(3)做适当的功能活动。

(4)穴位点按太冲、昆仑、丘墟、悬钟。

(5)针刺或点按11号穴（参见图4-42）。

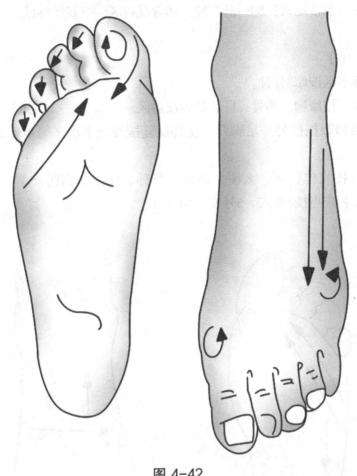

图 4-42

三十六、胸胁屏伤

胸胁屏伤胸胁屏伤又称"岔气"，是指胸部扭挫和屏气引起胸胁，肋椎关节和软组织的损伤。外伤后，局部气滞血瘀、壅闭胸内，引起胸胁胀满疼痛的症状，有时痛无定处，呼吸时加重。

【足诊】

(1)先到医院检查局部有无瘀血、压痛及肋骨骨折。

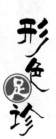
(2)仔细触诊足穴：胸、肝、肺、肋骨反射区，寻找敏感区。

【足疗】

(1)基本区按摩5分钟。

(2)重点按摩胸、肋骨、肝、肺等反射区。

(3)用脚跟按揉另一足脚背，交替反复按摩数十次（参见图4-43A、B）。

(4)点按穴位行间、太溪、隐白、公孙、侠溪、窍阴。

(5)针刺或点按4号穴、5号穴、18号穴。

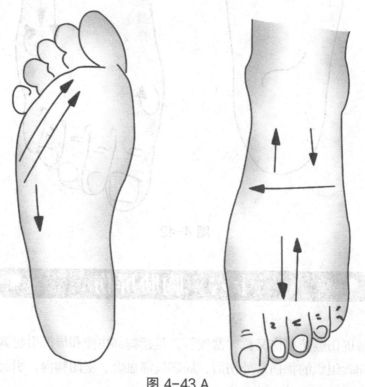

图 4-43 A

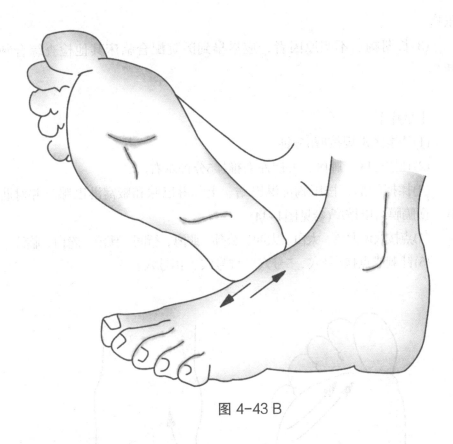

图 4-43 B

三十七、胸痛

　　胸痛即胸部疼痛，属病人的一种自觉症状。一般无明显外伤史者，胸痛多与心肺疾病有关。由于上焦阳气不通，寒气客于背俞之脉，瘀血结于胸中所致。长期胸痛的四十岁以上患者多属心脏病，应尽早到医院确诊。

【足诊】

(1)足部望诊脚部气血循环较差，皮丘疹、结节、色泽枯槁无华。

(2)仔细触诊足部心、肺胸、胸部淋巴结等反射区有无条索状物及

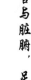

人体器官与脏腑，足部反射能治疗

127

压痛。

(3)长期胸痛不明原因者，应尽早到医院配合临床其他检查综合判断。

【足疗】

(1)基本区常规按摩5分钟。

(2)轻按心区、肺区，并向左右推揉5分钟左右。

(3)揉擦胸部，按压胸部淋巴结、上部淋巴腺和腋窝淋巴腺。并对肋骨、横膈膜给以按摩(参见图4-44)。

(4)点按穴位太溪、太白、太冲、公孙、照海、行间、侠溪、隐白、临泣。

(5)针刺或点按4号穴、5号穴、17号穴、18号穴。

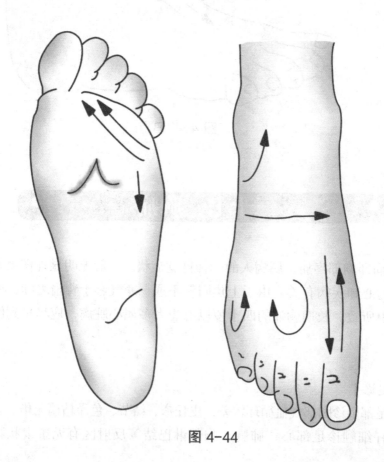

图 4-44

三十八、胁痛

胁痛是以一侧或两侧胁肋疼痛为主要表现的病症，也是临床上比较多见的一种自觉症状。"肋间神经痛"亦属此病之例。

胁痛的发生主要是由于肝胆病变，若情态失调或湿热内郁，或外伤久病或阴血亏虚以致肝络不和，疏泄不利，或络脉失养均可导致胁痛。

【足诊】

(1)触诊肋骨、胸、胸部淋巴结等反射区有无压痛。

(2)按压肝、胆、肾反射区是否有压痛敏感区。

【足疗】

(1)基本区常规按摩5分钟。

(2)按揉足部肋骨、胸、横膈膜、胸部淋巴反射区5～10分钟(图4–43)。

(3)按揉肝、胆、肾、反射区约5～10分钟使其压痛明显减轻。

(4)按摩大敦、太冲、行间等穴位(参见图4–45)。

(5)针刺或点按4号穴。

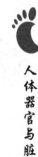

人体器官与脏腑，足部反射能治疗

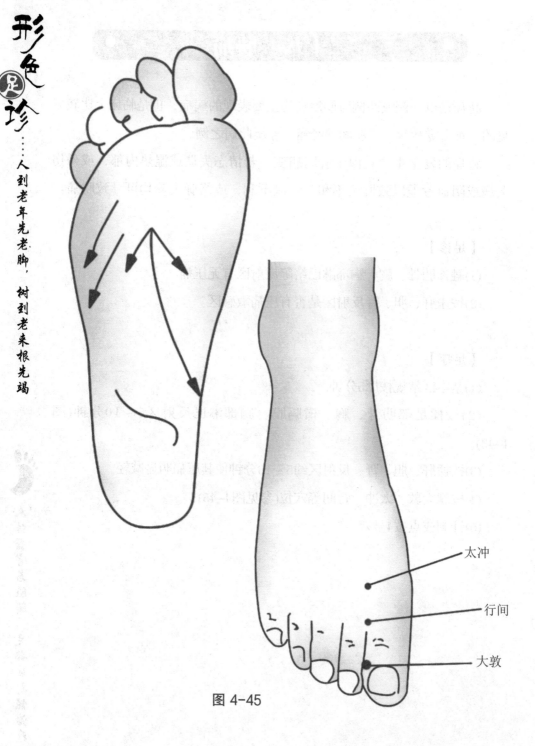

太冲

行间

大敦

图 4-45

三十九、腰痛

腰痛是临床常见症状之一，可由多种不同原因引起。腰痛大致可分为以下几类：

(1)腰部软组织的病变，如韧带、肌肉、筋膜等的急慢性损伤。

(2)腰部关节炎，如创伤性关节炎、增生性关节炎、强直性关节炎等。

(3)腰椎骨本身病变，如骨折、结核、骨质增生及腰椎肿瘤，老年性脊椎骨疏松症等。

(4)椎间盘病变，如腰椎间盘纤维环破裂。

(5)内脏器质病变，如肾盂肾炎、肾结石、盆腔炎、胰腺癌等。

【足诊】

对于各种不同性质的腰痛，需仔细进行触切诊断。腰间盘突出、腰椎骨本身病变、腰部关节炎触切腰椎反射区压痛较为敏感；腰部软组织病变、内脏器质病变及肾虚等引起的腰痛以肾反射区压痛较为敏感。

【足疗】

对于各种不同性质的腰痛，足疗的方法基本相同。只要坚持治疗，都可获得较为满意的疗效。

(1)基本区按摩10～15分钟。

(2)重点按摩肾反射区并向四周推擦10分钟左右。

(3)按揉胸椎、腰椎、骶椎反射区并重点按揉腰椎约10～15分钟。

(4)对内分泌系统诸反射区也要重点按摩。如甲状腺、副甲状腺、睾丸或卵巢等。

(5)对胃、十二指肠、小肠、大肠等消化系统的反射区给予治疗，以改善人体的整体机能状况。

(6)配合按摩涌泉、然谷、照海、昆仑、太溪等穴。

(7)针刺或点按15号穴、18号穴(参见图4-46)。

人体器官与脏腑，足部反射能治疗

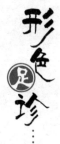

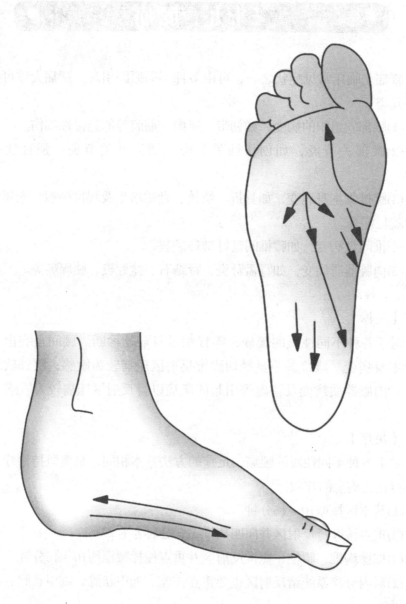

图 4-46

四十、类风湿性关节炎

类风湿性关节炎又称风湿样关节炎。本病是一种尚未肯定的、具有关节炎变的慢性全身性疾病。早期有游走性关节疼痛和功能障碍，晚期则关节僵硬和畸形、功能丧失，并有骨和骨骼肌的萎缩。其病变部位，早期多见于四肢远端的小关节。患者以青壮年为多，女性为男性的3倍，儿童和老少见。

【足诊】

足部望诊可见趾关节变形或挛缩，脚掌气血循环较差，肌肤欠温，色泽少华，切诊趾关节压痛明显。上身淋巴、腹部淋巴、脊椎、肾、肾上腺、甲状旁腺、输尿管及肺、肩、肘、腕、反射区可能有压痛或小结、条索状物。

【足疗】

(1)基本区常规按摩。

(2)重点按摩甲状腺、甲状旁腺、上身淋巴、腹部淋巴及肺等反射区。

(3)对疼痛的相应足部反射区肩、肘、腕、膝等给予按摩。炎症发作期应尽量避免直接按压刺激病变关节(参见图4–47A、B)。

(4)对肾经穴区给予按摩。

【注意事项】

本病是较顽固的慢性疾病。早期治疗和适当锻炼。预后尚好，一般能恢复或基本恢复病变关节的活动功能，但晚期骨性强直后则预后较差。患者进行适当的体格锻炼极为重要，但不宜过度疲劳。平时要注意保暖，不宜食寒性物质，不宜近冷水。

人体器官与脏腑，足部反射能治疗

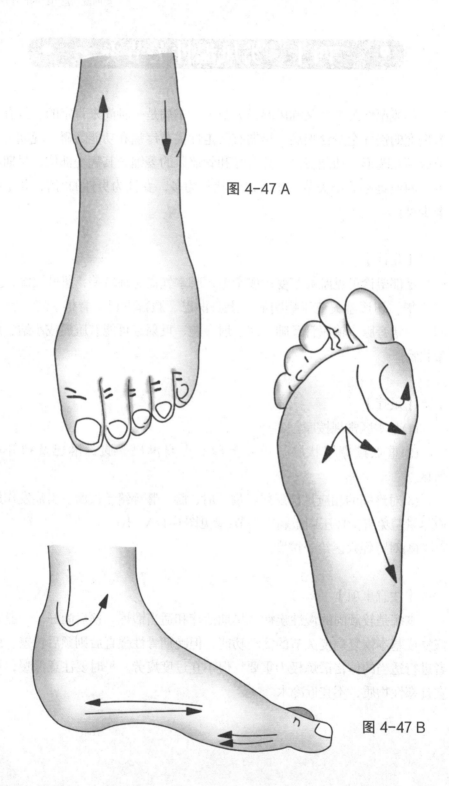

形色
足珍
……人到老年先老脚，
树到老来根先竭

图 4-47 A

图 4-47 B

四十一、坐骨神经痛

坐骨神经痛的病因大多是由于腰椎间盘病变、腰椎关节强硬或骶髂关节病变引起，其中尤以腰椎间盘突出最为常见。

该病主要症状是疼痛自臀部沿下肢后部向小腿外侧或后侧放射至足部。临床诊断以直腿抬高试验阳性、提腿试验阳性为主。小腿肌可有萎缩，感觉障碍轻微。

【足诊】

望诊足底皮疹增多，可见瘀斑，气血循环较差。触诊足部皮肤欠温，肾、腰椎反射区及昆仑穴等压痛明显，足底可触及阳性反应物。

【足疗】

(1)常规按摩基本区以改善全身调节功能状态。

(2)重点按摩肾、腰椎敏感区。

(3)按揉昆仑、太溪、跗阳、京骨、丘墟、申脉、复溜等经穴(参见图4-48)。

(4)针刺或点按5号穴、21号穴、30号穴。

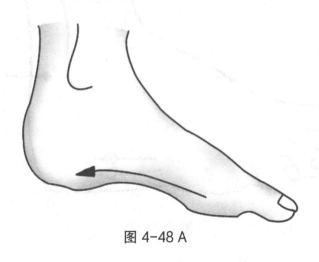

图 4-48 A

人体器官与脏腑，足部反射能治疗

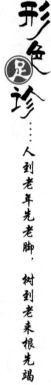

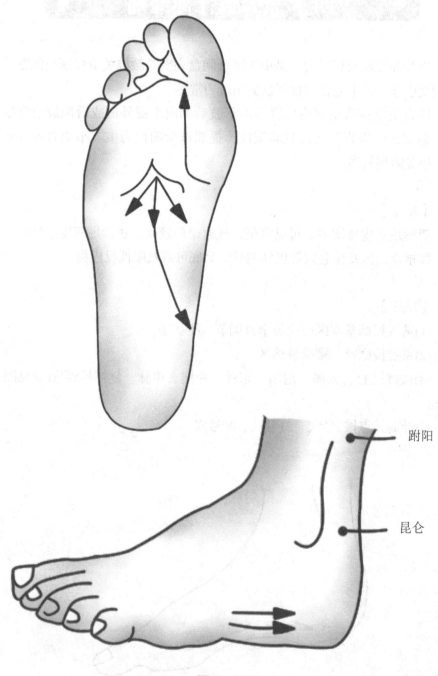

跗阳

昆仑

图 4-48 B

四十二、痛风

痛风为嘌呤代谢紊乱所引起的疾病。此病男性多于女性，约为20 : 1。在急性期可骤然发病，多在半夜或清晨，初起多为单个关节，有半数发于第一趾关节，其次常累及趾、指和其他小关节。受累关节红、肿、热、痛。有时还伴有发热及白血球增高等。约数日至数周症状逐渐消退，以后即转入慢性期。

慢性期关节肿大、肥厚、畸形及僵硬。多数病人有痛风结石，多发生于关节周围及耳壳，并可破溃形成瘘管，排出白色尿酸盐结晶，后期影响肾脏。

【足诊】

观察脚部是否红、肿，或畸形或僵硬，触诊肾、肾上腺、甲状腺等反射区或受累关节及其相应足穴区，常有压痛、小结或肌肉痉挛等。

【足疗】

(1)重点按摩基本穴区，必须仔细地、反复地给予按摩。

(2)按摩所累及的相应足部关节反射区，如肘、膝、肩等反射区。

(3)对大小肠、直肠、肛门、甲状腺以及全身淋巴反射区给予按摩(参见图4-49A、B)。

(4)点按穴位行间、太冲、昆仑、解溪、太溪、涌泉等。

人体器官与脏腑，足部反射能治疗

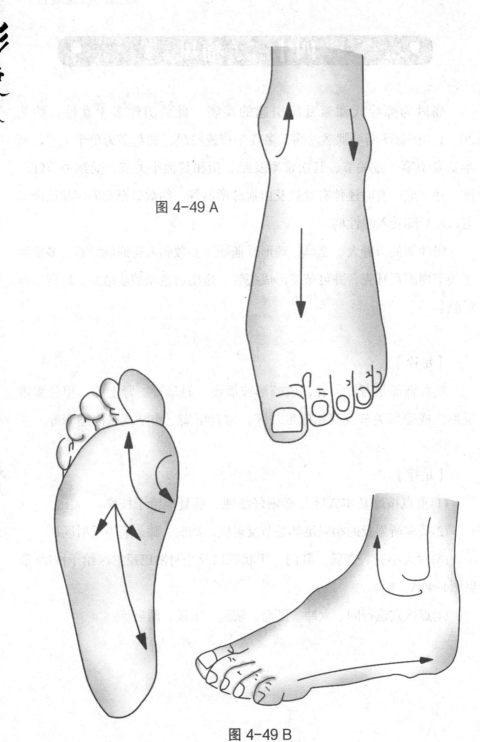

图 4-49 A

图 4-49 B

四十三、牙痛

牙痛多由于牙齿及牙周疾病引起。引起牙痛的原因有龋齿、风热、虚火之分。因平素嗜食醇膏厚味，或过食糖质，牙齿污秽，以致牙体被腐蚀，或平素胃中有热，牙体及齿龈不健复受风热之邪侵犯，致火热上蒸齿龈；或身体平素虚肾阴亏，虚火上炎于齿龈。

【足诊】

足部触切上腭、下腭反射区有明显压痛。

【足疗】

(1)基本反射区常规按摩5分钟。

(2)重点按摩上腭、下腭、上身淋巴等反射区。

(3)其次按摩胃、十二指肠、胰腺、肝脏、小肠、横结肠、降结肠等反射区。

(4)配穴按摩太溪、内庭、厉兑、冲阳、申脉、昆仑等穴位(参见图4–50)。

(5)针刺或点按12号穴、13号穴。

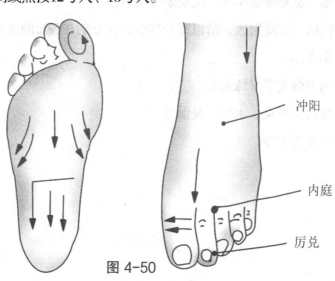

图 4-50

冲阳

内庭

厉兑

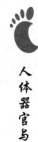

人体器官与脏腑，足部反射能治疗

139

四十四、近视眼

近视是一种屈光不正的眼病。外观眼部一般无明显异常，只是病人对一般不同距离的物体辨认发生困难。凡近看清楚，远看模糊的为近视眼，古称"能近怯远症"，常见于青少年。

形成近视的原因很多，以阅读、书写、近距离工作时的窥明不足、姿势不正、持续时间过久等，而距离近为主要因素。此外，肝肾亏虚亦能酿成本病。

【足诊】

足部眼、颈穴区常可见脱皮、皮丘等现象。切诊眼、颈、肝、肾区有不同程度压痛。

【足疗】

(1)基本区常规按摩5分钟。

(2)仔细、反复地按摩眼、颈及颈椎反射区。

(3)按摩肝、肾反射区，给以充分按摩，并分别在各反映区向四周推擦(参见图4-51A、B)。

(4)活动手腕关节、踝关节。

(5)点按穴位涌泉、水泉、复溜等。

(6)配合眼部按摩。

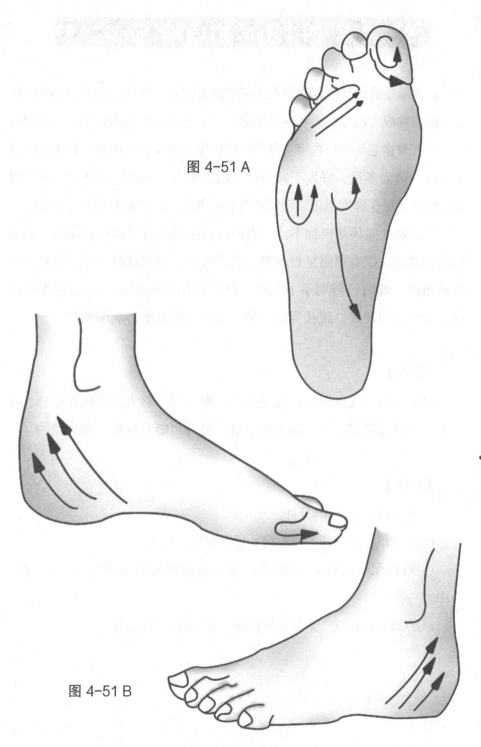

图 4-51 A

图 4-51 B

人体器官与脏腑，足部反射能治疗

四十五、白内障

　　白内障是晶体状或其囊膜失去正常的透明性，发生部分或全部晶状体混浊而影响视力的一种眼科慢性疾病。一般分先天性白内障和后天性白内障。后者兼指老年性白内障、外伤性白内障和并发性白内障。临床上以老年性白内障为多见，好发于50岁以上的老年人。每因肝肾两亏、脾肾虚衰、精血不足、脾失运化、精气不能上荣所致。临床多为双眼先后发病。

　　主要临床症状是视物不清、眼前或见黑点或有黑影随眼而动，或如隔轻烟薄雾，或有单眼复视现象，长而久之，视力逐渐下降，瞳孔完全变成银白，此时已辨别不了人物，仅能辨手动或明暗，但患眼不红不痛，亦无流泪现象，瞳孔完好不缺，对光反应灵敏，展缩如常态。

【足诊】

　　足无力形，气血不和，皮色少华，眼、颈、斜方肌穴区有皮疹、小结等。切诊足部眼、颈、斜方肌、肝、肾等可能有丘疹、条索状物。

【足疗】

　　(1)基本区常规按摩5分钟。

　　(2)按摩眼、颈、肝、肾、肩、肾上腺等反射区。

　　(3)药物配合治疗；并嘱患者每天做眼睛回转20次，颈回转运动50次。

　　(4)点按穴位丘墟、京骨、至阴等（参见图4-52A、B）。

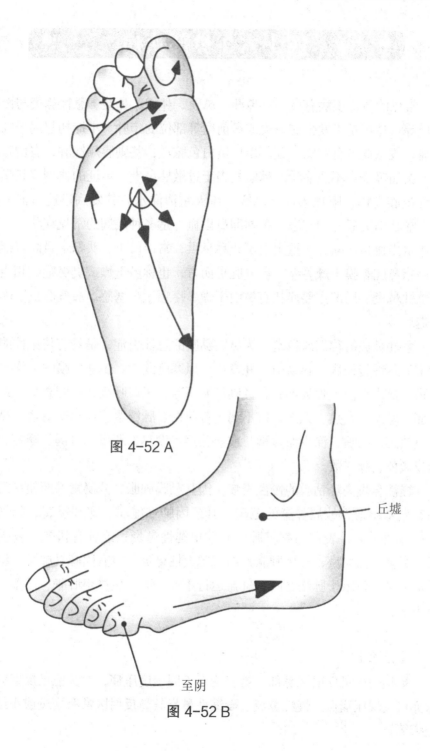

图 4-52 A

丘墟

至阴

图 4-52 B

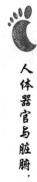

人体器官与脏腑，足部反射能治疗

四十六、鼻部疾病

常见的鼻部疾病有鼻疖、鼻渊、鼻鼽、鼻衄、鼻藁、急性鼻炎与慢性鼻炎等。鼻疖是指发生在鼻尖或鼻前庭等部位的疖肿。本症初起局部红肿疼痛，成脓期可有跳痛，顶部出现黄白色脓点，甚则唇颊红肿，有憎寒壮热、头痛等全身不适症状。鼻鼽相当于过敏性鼻炎。本证的典型症状呈阵发性鼻腔发痒，喷嚏频作，鼻塞，流大量清涕水。其发病迅速、消失亦快，症状消失后一如常态。鼻衄即鼻出血，是多种疾病的常见症状。一般以小量出血称鼻衄，严重出血不止称鼻洪，常伴口干、头晕、目眩等症。鼻藁指鼻腔黏膜干燥萎缩、鼻气腥臭而言，也称鼻干燥或臭鼻症，相当于萎缩性鼻炎。局部主要症状有鼻内干燥、疼痛、鼻塞感、鼻气腥臭、嗅觉减退。

急性鼻炎俗称伤风鼻塞，为鼻腔黏膜的急性炎症，是具有传染性的一种常见急性传染病，容易引起并发症。风寒所致者，鼻塞、喷嚏、涕多而清稀、话声重浊、呼吸不利，甚则鼻塞不通，张口呼吸，不闻香臭，或伴头痛、恶寒、发热、无汗、口不渴、苔薄白、脉浮紧。风热所致者，鼻塞而有热感，喷嚏、涕少而黄稠，或兼头疼、发热、恶风、口渴、咽痛、苔白或微黄、脉浮数。

慢性鼻炎为鼻粘膜的慢性炎症。因其黏膜肿胀，分泌物多而使鼻窍不利、窒塞不通，故属鼻室的范畴。其或因肺气虚弱、寒邪侵袭、肺气不宣、鼻塞不通，表现为黏膜肿胀而成单纯性鼻炎；或肺有伏热，复受寒邪，久郁气滞血瘀，鼻甲肿胀，而成肥大性鼻炎。也有因脾气虚损、湿浊滞留于鼻、壅阻于脉络之间，气血运行不畅，而产生鼻甲肿胀、涕多、鼻塞不通者。

【足诊】

鼻疾切按足反射区鼻部、鼻窦均有不同程度压痛，对其他足反射区按压亦可发现压痛点。慢性鼻炎、萎缩性鼻炎其鼻反射区常有瘀斑或小结、丘疹等。

【足疗】

(1)基本区常规按摩5分钟。

(2)按摩鼻、甲状腺、鼻窦等反射区。

(3)对肺、咽喉、气管反射区给予适当按摩，并对各淋巴腺反射区进行手法刺激(参见图4-53)。

(4)穴位点按悬钟、至阴、厉兑、京骨等。

(5)针刺或点按1号穴。

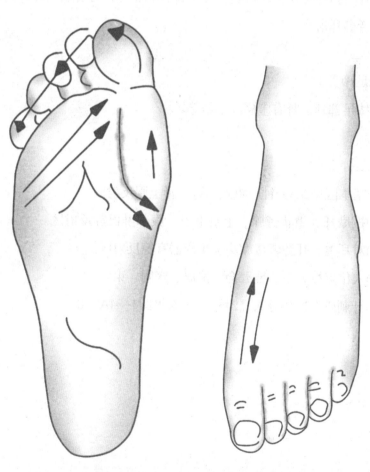

图 4-53

人体器官与脏腑，足部反射能治疗

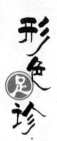

四十七、耳部疾患

足部按摩对耳部疾患治疗有一定作用的有耳鸣、耳聋和聤耳等。

耳鸣是自觉耳内鸣响，属听觉异常性疾病，耳中嘈杂如蚁、蝉噪、钟鼓或水激等声。

耳聋是指听力减退或听觉丧失。常有耳部嘈杂音或肢体疲倦、腰膝酸软等症状。

聤耳泛指耳窍化脓性疾病。脓色黄者名聤耳，青者名震耳，白者名缠朵，黑者名耳疳。

【足诊】

切按足部耳、肾有压痛或小结等。

【足疗】

(1)基本区按摩5分钟，重点为肾、肾上腺反射区。

(2)按摩耳、甲状旁腺、上身淋巴、腹部淋巴等反射区。

(3)对耳鸣、耳聋者按摩头、平衡器官等反射区。

(4)穴位点按太溪、地五会、侠溪、窍阴、束骨。

(5)针刺或点按19号穴、24号穴（参见图4-54A、B）。

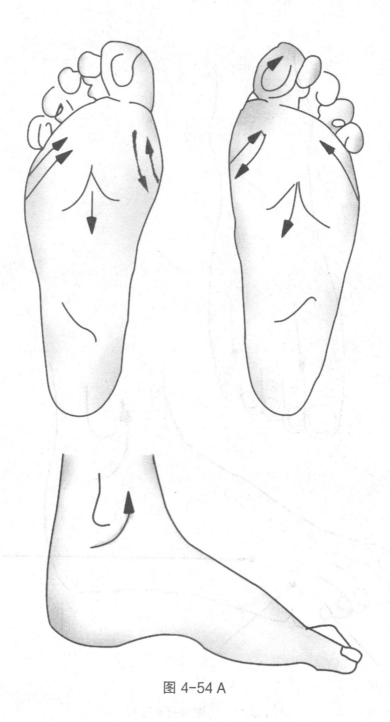

图 4-54 A

人体器官与脏腑，足部反射能治疗

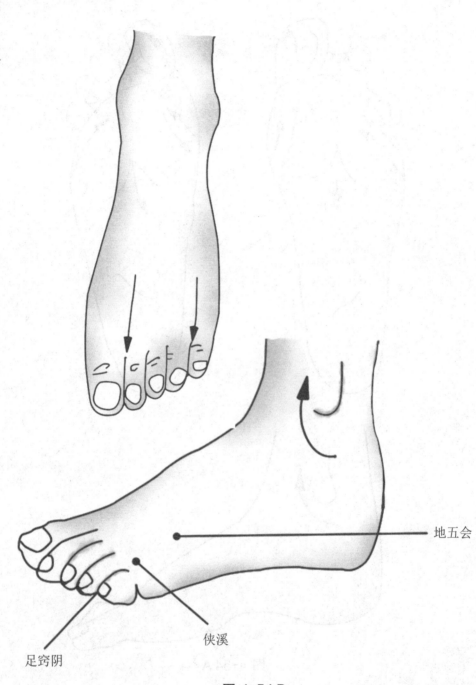

形色足诊

……人到老年先老脚，树到老来根先竭

地五会

侠溪

足窍阴

图 4-54 B

第五章

足疗保健

Chapter

05

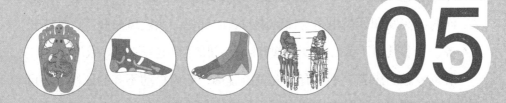

　　形形色色的足诊疗法，不仅用于诊断和治疗疾病，同时也可用于保健强身。

　　足疗保健同练气功、健美操一样，作为一种日常身体锻炼方式，久而久之就可达到"有病治病，无病强身"的目的。

一、固齿乌发 壮腰补肾

随着生活水平的提高，人们对形体美的要求愈加迫切。头发是人身之冠，牙齿是谈吐风度之表，因此头发和牙齿是形体仪表的重要标志。若头发脱落、牙齿松动不齐，则给自己和他人都带来一种"美中不足"的感受。同时，头发和牙齿也是身体健康与否的标记，头发斑白脱落，牙齿松动不齐，大多是由于劳心过度，营养缺乏，肝肾亏虚等原因导致的。

肝肾亏虚的患者，不仅有头发斑白脱落，牙齿松动不齐的证候，还可能伴有腰酸背痛、精神萎靡不振，少气乏力等症状。甚或有些人还会感觉到比实际年龄要衰老许多。所以说，肝肾是人体的重要器官。其中肾的足部反射区不但可以诊疗肾部病变，同时也可诊疗与肾相关的脏腑组织器官的疾病。中医认为："肾主骨，藏精生髓，肾精充足，则骨髓的生养有源，牙齿、骨骼得到充分滋养而坚固有力。若肾精亏虚，骨髓生化无源，不能营养骨骼，便会出现骨软无力，腰膝酸软，背腰发凉。"齿为骨之余"，牙齿的营养有赖肾精的充养，肾精充足则牙齿完坚；肾精亏虚，牙齿松动或脱落。"发为肾之外候"，即发的营养来源精血的润养，肾精血旺盛，毛发光泽乌黑不脱，若肾精不足，毛发变白而脱落。因此，毛发的荣枯、牙齿的完坚皆取决于肾精是否充沛。

只要每天坚持按摩足部的肾脏、牙齿、发、腰、肾上腺等反射区，不但可以诊治肾脏病、膀胱病、生殖系统疾病，也可坚齿乌发、壮腰健肾。久而久之，"齿更发长"，牙齿完坚，头发乌黑发亮。

主要按摩部位：

肾、肾上腺、肝，膀胱、生殖、卵巢、睾丸、牙齿等反射区(参见图5-1A、B)。

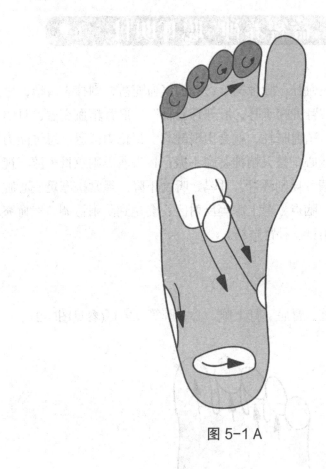

图 5-1 A

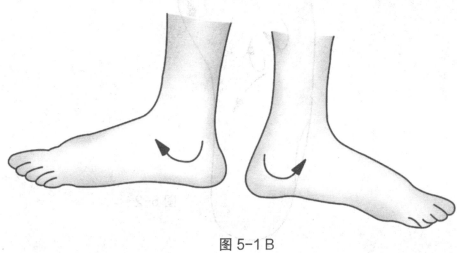

图 5-1 B

人体器官与脏腑，足部反射能治疗

形色足诊……人到老年先老脚，树到老来根先竭

中医认为："心主血脉，脉舍神"，心的气血充盈，则神志清晰，思考敏捷，精神充沛。"肾开窍于耳，肝开窍于目"，肝肾精血充盈，目明耳聪。如果劳累过度，精血暗耗，就会出现健忘、记忆力减退、思维能力下降，甚至感到力不从心，整天精神萎靡不振；目失所养则双目干涩，视力减退，易困倦；肾精亏耗则耳聋、耳鸣、听力下降。经常按摩足底心脏反射区、肝脏、肾脏、脑点、肾上腺等反射区，会达到阴阳协调、气血充盈、益智养神、平肝明目、补肾益精。

主要按摩部位：

头、眼、耳、肝脏、肾脏、肾上腺、心、脾等反射区(参见图5-2)。

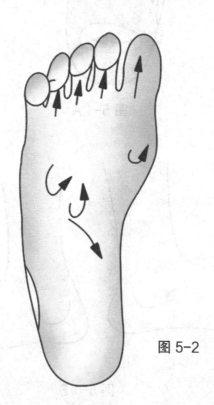

图 5-2

三、行气活血　通利关节

　　足底按摩疗法不但可以调整人体阴阳平衡，脏腑功能，也可畅通气血、活血化瘀、改善微循环，疏畅经络，通利关节。如风湿痹痛、坐骨神经痛、急慢性腰背酸痛、关节炎等都是由于气血不畅，瘀滞不通，"不通则痛"所致。经常按摩足部肾脏、臀、膝、肝脏、胸椎、腰骶椎、髋关节、肘关节等有关反射区可以达到活动筋骨，保健康复的作用。

按摩主要部位：

　　肝、肾、臀、膝、脊椎各关节等反射区(参见图5-3A、B)。

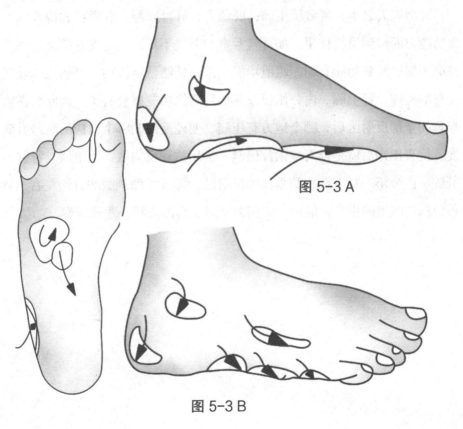

图 5-3 A

图 5-3 B

　　不论男女，都希望身心健康，青春永驻。当然增强体质、防病抗衰老的方法很多，足底自我按摩在抗衰老方面无疑是一种比较理想的按摩防衰法。俗话说："人老先老脚"，脚就像一个大树的根，"树枯根先竭"，可见"足"也是生命的源泉，人体元精元气之所聚。在日常生活中，我们可以看到步履轻健者，精力旺盛，头脑清灵；临床上，体弱多病之人大多步履蹒跚或步履不稳。因此，足部的锻炼可以决定一个人身体健康及寿命长短。

足底按摩强身防衰的方法

　　肾为先天之本，肾藏精生髓；肝藏血，肝肾同源，肝肾在维持人体生命功能方面起到重要作用。如肾气亏虚，阳气不足，人就没有精神，整天委靡不振；肝脏功能衰弱，疏泄功能失常，情绪就会波动。自然人体衰老还与脑垂体、肾上腺、内分泌以及其他脏器的功能盛衰有关。因此，在检查脚的全部反射区后，哪个地方有压痛、变硬就说明哪个对应的脏器有病变。检查出来后就是要对症治疗保健。常用抗衰反射区：生殖器、肾脏、肝脏、内分泌、肾上腺、脑垂体等反射区，每天按摩刺激30分钟左右，就可以保持旺盛的生命机能活动，精力充沛、身体强壮，永葆青春。

第六章

配合练功法

—— Chapter

06

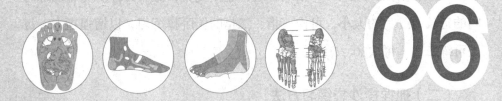

　　足部按摩诊疗的准确率、治愈率，关键取决于手法中指力、指感及手法的熟练程度、灵活性、持久性、渗透力。操作手法在前面有关章节里已介绍过，在此节主要介绍增加指力的练功方法，及足部锻炼的练功方法。

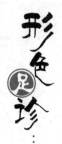

一、增强指力的练功方法

（一）五指俯卧撑练习

双手五指张开成爪形，指端着地，躯体挺直，做俯卧撑。随着训练时间的延长，劲力的大小，可作三指、二指的俯卧撑练习，以增强指力，每天可练二次，每次30～50次。

（二）抓捏揉沙袋练习方法

准备一个沙袋(长条型或方型均可)，双手在沙袋上进行抓、捏、揉、扭等动作，以增强和提高手法的灵活性、持久性、指力渗透力。

二、金刚指力功练指方法

此功以练指为主，兼以内修，长期锻炼指力大增，用以疗疾，手到病除。

筑基功

于夜半子时(23时～1时)，盘坐于床上，单盘时最好左腿在上，百会穴与会阴穴成一线，腰背自然挺直。先双手对搓至发热，然后以双掌心遍搓全身至发热，以利周身血脉舒张。双目微闭，舌抵上腭。双手成爪状，置于两腰侧，指头在上，爪心向前。呼吸要同双爪的动作配合，吸气时，双爪用劲拉回身侧腰部。呼气时，双爪用劲向前用力推出。拉回、推出时都要有千斤重物感，拉回、推出时的速度不要太快。每天练功30分钟。再练以下各式，皆须先练此式。

第一式　伏虎式

选择空气清新，地面平整的场地。全身俯卧，用双手指尖及双脚尖支撑身躯。头、颈、躯干、及双脚伸直成一条线，不可弯曲，头应正直，不可俯仰。双目轻闭，舌尖轻抵上腭，排除一切杂念，用鼻长、匀、细地吸气，吸气时意想将气沉到丹田。随即用口将气猛地呼出，呼气的同时，意想丹田之气经双手十指冲出，同时双手十指稍微用力抓一下，但用力时指不要移动位置。本式练10天后，将无名指减去。最后仅以双手食、中指支撑身体练功达30分钟，可接换下一式。减除手指的天数，可依各人身体状况酌情增减。

第二式　金刚卧

右手以五指触地支撑身躯。两脚交剪依次靠在地上，左脚在前，右脚在后(左手练习则反之)紧靠在一起，全身保持挺直，不可左右上下弯曲。左掌抚于丹田之上。双目垂帘，舌抵上腭。用鼻匀、细、深、长地吸气，意想气自鼻直入丹田。随即微用力将气自口呼出，同时发出"嗨"声，意想丹田之气由双臂至双手十指冲出，与此同时，抚于丹田上之左掌向侧上方骤然猛力挥出，伸直。如同出掌击人一般。支撑地面的右手也骤然用力，以指头抓地，但支撑点不可移动。发"嗨"声时，舌尖放下。呼气完毕略停顿，保持静止姿势片刻，然后复原。如此练习到不能支撑时，则起身稍事休息，再换手练习。按上式依次减指，减指天数同上式。练到双手都能以食、中指支撑20分钟时，可换下一式。

第三式　下伏虎

双手以十指支撑地面。双脚分开与肩同宽，以脚尖点靠在墙壁或树干上。身体与直立的墙壁成45°角(随练功时间的推移，最后基本倒立于

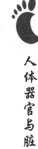

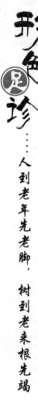

墙下，只以脚尖支墙，保持不摔倒即可)。如靠在较细的树上，双脚也可并拢在一起。不可凹腰，头与身躯成一直线。用鼻匀、细、深、长地吸气，用意念将气引至丹田，随即用口将气猛地呼出，呼气的同时，用意念将丹田之气快速引向双手，沿十指奔注于地下。呼气的同时，双手十指亦用力抓一下。按上式依次减指，减指天数亦同上式。练至仅以双手食、中指支撑身躯倒立时练功20分钟左右，可接下式。

第四式　倒卷龙

右手以五指支撑地面。双脚交剪靠在墙壁和树干上，交剪方法与"金刚卧"相同。躯干与墙或树干成20°～30°角，随着练功的深入，角度随之增加，最后基本倒立于墙。其余练法同第二式。此式难度很大，必须在前三式纯熟后方可进行。左右手交替练习。如能以食、中二指支撑身体，则为二指禅，功夫至此已臻上乘。

第五式　鹰爪手

第二式功成后，指力已初具刚阳之力。此时可于练功后佐以"鹰爪手"练习方法。一则可以练成活劲，为技击中分筋挫骨打下基础，再则也可防治手指麻木的毛病。此式与筑基功功理一致，但难度加大(练功前仍须行筑基功)。两脚分开，站四平马步。全身放松，不可用僵劲。收摄心神。双手握拳抱于两腰侧，拳心向上。先将右拳向左前上方伸出，速度易缓，上身亦随之微向上升并向左侧转，左手不动。手臂在伸出过程中内旋，当右手伸至左肩前略上方时，变拳为爪，五指微开，掌心朝下，意在指尖。右手伸出后肘关节不可伸直，伸至极限时应仍保持微曲，完全伸直则劲僵，微曲可发出阴柔之内家功力。上述伸出右手的过程中，配合匀、细、深、长地吸气。随即猛然握爪为拳，同时手臂外旋，手心向上翻，右手迅猛回拉，收至腰侧。此动作要求沉肩坠肘，否则劲力飘浮。沉肘回拉的同时，上身微下坐并向右微转恢复四平马步(四平马步是指，两腿屈膝下蹲，膝关节弯屈90°，大腿面平，两脚平行的骑马式。在回拉过程中，配合吐气，口发"嘿"声。发声应短促有力。"嘿"字吐完，此动作亦应同时完成。吐字时，全身之筋骨精神应为之一凛，尤应同时以足趾抓地配合。接着出左手，要点与右手同。一右一左，依次练习。此功练习时间各人掌握，不可精疲力竭，过疲有害无益。

第六式　日月神功

此式分日月二功。于每日早晨，太阳初升之际，以第五式之动作对阳光做拉抓之势，意想阳光自手掌心劳宫穴被采入，此为日功；于每夜对月做拉抓之势，意想月光自手掌心劳宫穴被采入，此为月功。日月二功练功次数须相同。此段功夫必须身松、心静、势缓、气和。如感到马步站立不易放松，可以两腿微曲、双脚分开与肩宽同，取高马步式站立。唯有遵循上述要求，久练之后方能体察到阴阳之气于体内穿行。此段成功功则整套指力功夫已告大成。当此之时，可意领气行，阴柔之劲可聚于指爪，可发于指掌。能凭空伤人。成功之关键在于运自身之气于指爪，然后使自身之气和日月之气纳回己身。

三、足部练功法

(一) 踏板按摩疗法

足部反射区多数分布在足底和足边，足部按摩疗法比较费劲，不易达到效果。因此，利用踏板自我按摩既省力，效果又好，踏板上的突起对足

人体器官与脏腑，足部反射能治疗

底反射区刺激强度又大。两脚踏跳踏板的高度与刺激强度成正比，刺激强度以自己能够忍受为好。同时足底反射区亦可选择性的按摩，如：肺部、肝部、胆等脏器有病变，跳起时应前足底着于踏板；若肾脏、生殖系统、妇科疾病，跳起时，足后半部着于踏板。足外侧反射区相应的脏腑、组织、肢节有疾病，踏跳时应足外侧着于踏板。总之，根据脏腑、组织、器官、肢节所对应的反射区的部位，这个部位就是跳起时的着力点。

按摩踏板一般用硬塑料制成，平面上有十几个形态不同、大小不等的凸块，每个凸起适合按哪几个反射区都有规定。踏板亦可自制，如木板上钉满青霉素药瓶瓶盖的洗衣板亦可用来按摩。踏板时，可双脚踏跳，亦可单脚踩踏。踩踏时，全身要放松，身体正直，腿稍曲，踏跳的高度应自己掌握，一般不超过20厘米，采用踩踏法锻炼时一定要根据自己的病情而定，如患有高血压心脏病以及年老体弱的病人忌用此法，其他慢性病人可以长期每天踏踩15分钟。

（二）踏滚珠法

踏滚珠法与踏板法稍不同，其足底踏在滚珠上不离开，随滚珠来回滚动按摩反射区，给反射区以良性刺激，刺激面较大，对足底多个反射区的相应脏腑组织器官的疾病起到共济的效果，是一种较理想的自我足部按摩方法。此法既省力，又不费劲，效果又佳，适应证较广。踏滚珠时，双脚、单脚均可双脚站在上面易于摔跤，所以应靠墙边扶着桌子或栏杆，原地来回滑动，每次踏滚珠15分钟左右。

按摩滚珠的做法其形状如同算盘。做宽30厘米，长40厘米的框架，再用钢丝穿好有孔的滚珠，每串20～25粒，并排安装20～30串钢珠于框架上，每个滚珠其大小如算盘珠，滚珠一定要高出外围框架，否则不能在地上滚动。

(三)赤足跑步法

赤足走路、跑步有助于健康并未受到人们重视，甚至把跑步锻炼身体的功劳完全归功于骨骼、肌肉的运动，而忽视了跑步时路面对足底全息穴位的刺激作用。这种人与大自然接触性的刺激是一种自动地反馈、自我调节保护功能。因此，在节假日或平时多到河边、海边、山坡赤足在鹅卵石上、草地上散步，更多地利用双脚自我反馈系统，定会很好地增强体质。

赤足散步、跑步注意以下几点：

(1)赤足刚开始不适应，应先穿一双薄底鞋，路面选择干净的鹅卵石铺的路面(最好在公园找)。

(2)散步或跑步时都应抬头挺胸，甩开胳膊慢跑，尽量地放松，使上身也得到充分锻炼。

(3)散步或跑步时，步子要大些，以不感到吃力为度。

(4)散步时可随呼吸的幅度，不可太快；跑步时也应配合呼吸，以呼吸不急促为宜。

(5)跑步时，用脚掌着地，加强整个足底反射区的刺激，以此来调整人体的功能活动。

(四)形神弹腿翘足描太极

此式为形神桩第九节动功，此节专为锻炼足部而设。

(1)预备式，两脚平行与肩同宽，两膝微曲，放松腰胯，含胸拔背，竖颈，口唇、目微闭，全身松静。

(2)身体中正，两手叉腰，重心右移，提左腿，大腿提平，小腿自然下垂(参见图6-1)。足尖上翘、下扣3～5次。足背连及趾划圆，先向内后向外各转3～5次(先练左)。动作要慢而匀，身体始终保持直立。

(3)绷直足背，轻轻向斜前方45° 角弹出，小腿与大腿成一直线(参见图6-2)。

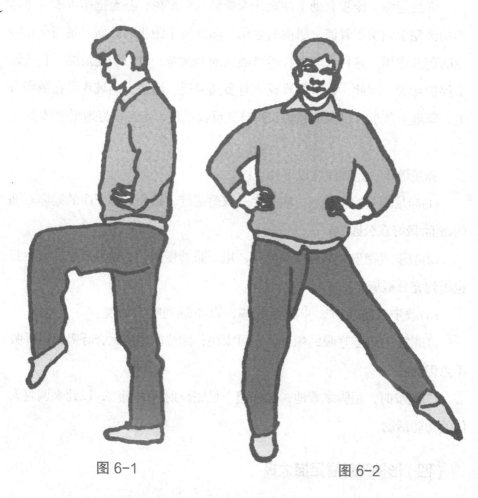

图 6-1　　　　　　　　　　　　　　图 6-2

(4)足尖上翘，足跟外蹬，足尖下点，足跟回收，反复3～5次。

(5)绷直足背，脚尖向内划圆3次，而后向外划圆3次。动作要慢而匀，身体始终保持直立。

(6)大趾下扣，小腿回收，足落回原处。而后右腿重复左腿动作。

此式脚趾运动时，大脚趾内扣调动肝经和脾经，脚心内含又调动了肾经。意念拖着地就把地气收入体内，在经络学里原穴、俞穴关系脏腑气血，足三阴经和足三阳经的原穴基本上都在脚腕踝关节处，踝关节的转动，就把整个足三阴经、足三阳经的经络之气活动开了。而弹腿翘足又是抻动大腿前面的阳明胃经；"蹬点"的动作是抻动大腿后面的足太阳膀胱经。足之三阴、三阳经通畅了，脏腑的功能也就能改善了。

(五) 跪坐法

跪坐在日本是一种习惯性坐姿，这种坐姿只有身体端正，才坐得稳，坐稳了，身体正直，气血流畅，重心转移到足的十趾和膝部。从医学角度来说，跪坐可以有效刺激足部反射区，同时也可牵拉足部的经络，给予有效刺激。调整人体阴阳气血的平衡。在气功锻炼中，跪坐也是一种练功姿势，又称狮子坐，其势如狮子。具体练法如下。

【跪坐式】

两膝相并跪地，足趾着地，臀部坐在足跟上，上身正直，含胸拔背，竖颈，收下颌，双目微闭。全身从头至足放松，排除杂念，什么都不要想。呼吸要自然，不要太急促。每天坚持20～30分钟(参见图6-3)。这种坐姿人体重心在十趾，十趾得到充分的刺激，同时也调整了足三阴，足三阳经。坚持种坐姿日久，很多疾病在不知不觉中得到康复，这也许就是日本人锻炼身体的诀窍之所在。

【狮子坐法】

其坐式如狮子，两膝合并跪地，胸近膝，两肘着地，两手相对撑腮，两足跟相对垫股，两足竖直，脚心朝外两足趾踡曲向后贴地。两膝近胸使热气愉快舒畅。两膝两足着地，可调匀阴阳二气。两手掌撑腮。狮子坐势但可以刺激足趾，同时也可调节内脏的功能活动。因为这种姿势臀位高于腹，有利于腹内浊气从肛门排出。如有的患者生了闷气、或大便不通

人体器官与脏腑，足部反射能治疗

等疾病，只要采取狮子坐式，肛门会不断的矢气，待气排完后，病也就好了(参见图6-4)。

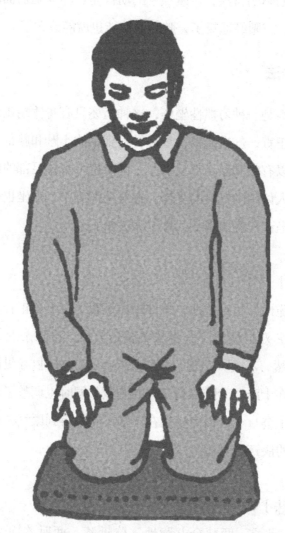

图 6-3

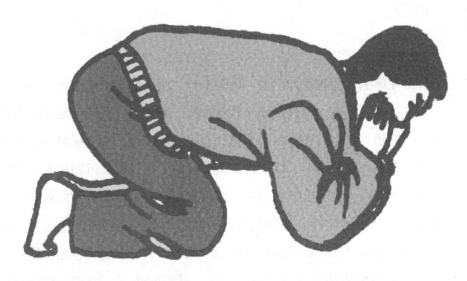

图 6-4

（六）意想全息图导引法

此法是一种静功，意念导引为主。站、坐、卧练均可。练之前一定要准备一张足部全息图，熟记人体脏腑组织器官对应的足部反射区。意想导引法就是把反射区作为人体的窗口、门户、气门，此门户即是调整生理机能的生气之门，也是人体内病气、浊气排出之门。

【站式】

两脚平行与肩同宽，两腿微曲，放松腰胯，含胸拔背，舌抵上腭，眼微闭，全身从头至足逐渐放松，尤其是足部要放松。意想自己的足就是一棵大树根，深深地，疏密相间地扎入地下，每一个反射区伸出一条根，每条根又扎得很深。人体整个身心与树根融为一体，分不清哪是树根，哪是人足。意想人体五脏六腑的疾病统统沿着它在足部的反射区所伸出的根排出体外。反复意念从头到足，病气深深地向地下排泄。每次练15分钟，收功时把意念收回，守在涌泉穴即可。

人体器官与脏腑，足部反射能治疗

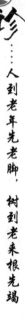

【卧式】

　　仰卧在床上，两脚平伸出去，两腿平行，两手放于身体两侧，头枕于枕上，枕头不要太高，口唇微闭，舌抵上腭，眼微闭，从头至足反复放松几次后。默想足部全息图，足部全息图看得一清二楚，每个反射区都能体会到它的存在。前面讲了，反射区是人体窗口，通过窗口可窥视人体内五脏六腑的状态；人有什么病可以通过窗口排出体外。默想有病的脏腑病气从足部反射区排出体外。如肝炎患者，默想足部肝脏反射区在向外排病气、浊气、胀痛之气、乙肝病毒。默想效果好者，一次就可以止住胀痛。取得效果后每天要持之以恒练习，日久，肝脏的病气、浊气全部排出后身体自然康复。每次练功时不要意守的部位太多，最好一个，每次至少20~30分钟。收功时，应把意念收回涌泉穴，即想三次涌泉穴。

（七）内劲一指禅法

　　内劲一指禅是一套扳动手指、脚趾的功法，分二套练习。

第一套扳指法

【起势】

　　放松站立、两臂松直，两掌心向内，手指伸直，两脚同肩宽，脚尖向内成八字，脚趾稍抓地，曲膝下蹲，同时屈肘抬臂为90°，臂向前伸，掌心对掌心，然后翻转双手掌，变掌心向上。继而双臂向内侧翻转，使掌心从腰间向体后，掌心向上，两掌靠腰间两侧，肩膀松下，两掌自然往前推出，同时转掌，使掌心向下，手指成梯形，手掌成瓦状，两膝不超过脚尖。

【站式】

上身保持正直，脊柱要正，腰、颈、肘、腕、手全部放松，下肢用力自然，脚趾抓地如树生根，全身做到上虚下实，口微闭，舌抵上腭，两目平视，鼻尖与肚脐成一垂直线，收腹提肛，呼吸自然，沉肩坠肘，百会穴与肛门成一直线，虚领顶颈，两手的手指向内稍弯曲成梯形，整个手掌成瓦状，大拇指和食内弯成凹形，两掌心向下，前臂与地面成平行，身体肌肉尽量放松，同时臀部下坐。膝关节弯曲向外侧，大腿和小腿夹角约90°～100°。站式10分钟后开始扳指，先将梯形手指伸直(松指)，扳动某指时，手指放松向下(以掌指关节处扳下)，其他手指都要放松伸直不能随扳指向下，手指扳下时宜慢。足趾也同手指扳动一样，扳动某个手指时要扳动相应的足趾。手指、足趾扳后略停片刻再扳起来，指、趾起时应慢，回复原松直位置后，手指恢复成梯形式。扳动第二指如前法，每一指、趾都要扳一个来回过程，每指、趾扳动时为30秒至2分钟为宜。

第二套扳指法

手指指形仍成梯形，每扳动一次手指，时间应为：手指松直(不用力)10秒钟；手指下扳10秒；手指复原10秒。复原后，应把十个手指松直，整套扳指、趾法，共扳动28次，时间14分钟。

(1)手指(趾)扳动次序如下：

①大拇指扳动3次；

②中指扳动5次；

③小指扳动3次；

④食指扳动7次；

⑤无名指扳动9次；

⑥最后再扳动中指1次。扳手指时，足趾也同时扳动（参见图

(2)扳动指(趾)的作用。

扳指(趾)法使十指和十趾得到系统的有规律的扳动按动锻炼，有助于调节人体手三阳、手三阴经，足三阳、足三阴经，通畅经络，气血流通，脏腑功能活动得以加强，使疾病无从发生。因此，扳指(趾)法是一种通过局部即十指(趾)的锻炼，达到调整人体阴阳平衡的保健防病的功法。

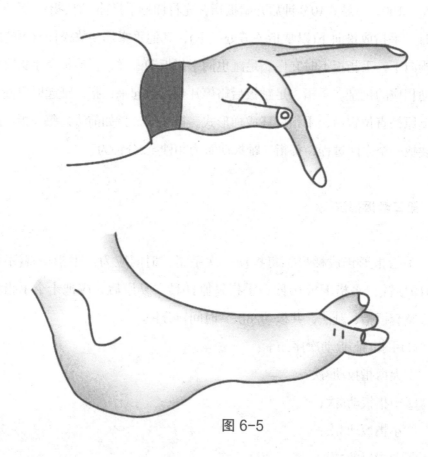

图 6-5

四、手形与练指功法图解

（一）手形图解

【空心拳】

四指攥紧，中指凸起，拇指紧扣中指指甲部(参见图6-6)。

【立拳】

五指攥紧，拇指压住食指中间节部，拳眼向上，拳心向内(参见图6-7)。

【圆形掌】

五指张开，手指向上，指尖向前(参见图6-8)。

【横掌】

四指并拢伸直，拇指向内扣虎口处，手腕内收(参见图6-9)。

【立掌】

四指并拢伸直，拇指向内扣虎口处，手掌立起与小臂成直角(参见图6-10)。

【剑指掌】

食指、中指、拇指伸出，二小指蜷回，虎口向前(参见图6-11)。

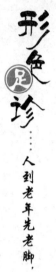
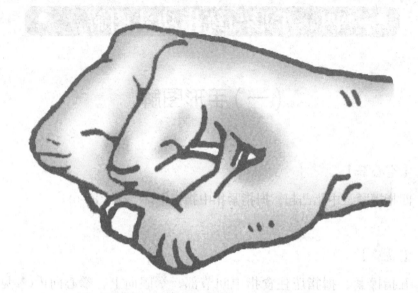

图 6-6

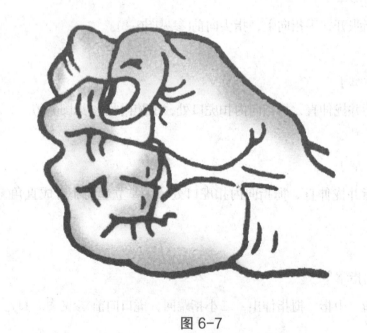

图 6-7

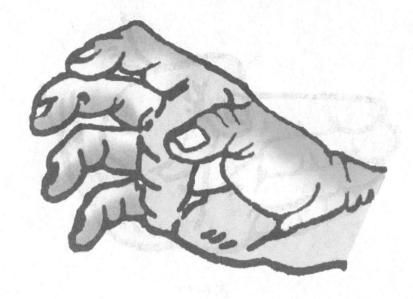

图 6-8

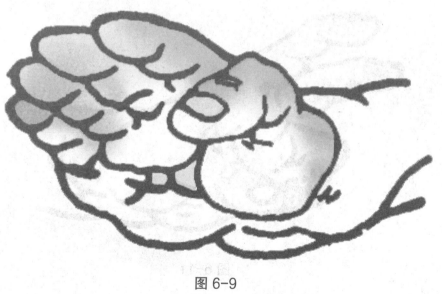

图 6-9

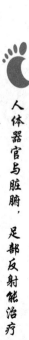

人体器官与脏腑，足部反射能治疗

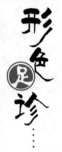

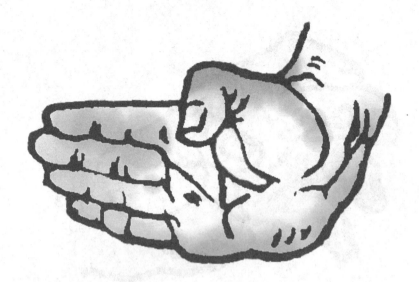

图 6-10

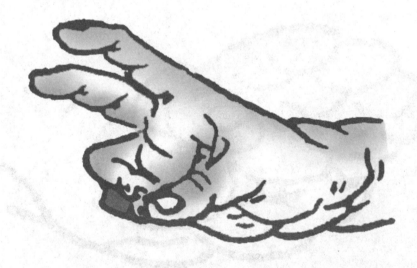

图 6-11

（二）练指功法图解

1. 指提井水

【预备】

两脚开立，与肩同宽，身体正直，两臂自然下垂，手变一指针(中指伸直，其余四指收回)。放在大腿外侧，目视体前1.5米处，暗示有一口水井(参见图6-12)。

【吸气】

拔顶提肛，舌顶上腭，腹部内收，气从丹田上引膻中穴聚气，两臂缓缓从胯侧向前往上提起(似用两手中指将井水提出井面)与肩平举(参见图6-13)。

【呼气】

内气从膻中下沉经丹田穴、会阴穴、尾闾穴、命门穴、大椎穴，然后往两侧分开，从肩井穴、曲池穴、外关穴、外劳宫穴、内劳宫穴达中指尖，两手中指上挑，坐腕成45°角，掌心内收成凹形(参见图6-14)。

【收功】

压腕、中指伸直，两臂慢慢恢复原状。

2. 指点井水

【预备】

同指提井水(参见图6-15)。

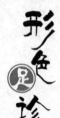

【吸气】

同指提井水。两臂慢慢前平举，一指针(中指)微屈，两膝徐徐弯曲成马步(参见图6-16)。

【呼气】

腹部外鼓，同指提井水。同时两臂往下沉用中指点压井水(参见图6-17)。

【收功】

两腿直立，指针变掌，两臂自然向下再两侧外旋，手心向后，然后手心内旋向前。自然捧气于小腹前，停三个呼吸，功毕(参见图6-18)。

3. 指搅井水

【预备】

同指提井水(参见图6-19)。

【吸气】

同指点井水(参见图6-20)。

【呼气】

同指提井水。同时两臂伸直下沉，中指向下指点大臂夹角45°)做搅拌动作，意念会将井水搅拌成旋涡(参见图6-21)。

【收功】

同指点井水(参见图6-22)。

4. 指钻大山

【预备】

两腿并拢站立，上体正直，两臂下垂，眼平视(参见图6-23)。

【吸气】

同指提井水。同时提左膝，大小腿成90°，两臂屈肘上提，两掌变一指禅，掌心向上放于腰髋部位(参见图6-24)。

【呼气】

同指提井水。同时左脚向前落地成弓步。两臂内旋，向前伸直，中指旋转似钻大山。目视前方。左、右脚交替进行(参见图6-25)。

【收功】

左脚向右脚并拢，两臂收于大腿两侧，自然下垂，舌下放，收功(参见图6-26)。

5. 一指推山

【预备】

两脚并立，身体正直，两臂自然下垂，两手放在大腿外侧，目视前方(参见图6-27)。

【吸气】

舌顶上腭，拔顶提肛，气从丹田上引至膻中，左脚向左跨出一步，身体向左转90°，左手叉腰，拇指向后，右手成一指禅。手心向上放于右侧腰髋部(参见图6-28)。

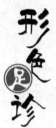
【呼气】

舌抵上腭，腹部外鼓，肘关节微屈，右手心向前，指尖朝上。意念：以意领气，同指提井水。同时右手指从右胯向前推出，左右将前面大山推倒，暗示交替进行练习(参见图6-29)。

【收功】

左脚收回，身体向右转正，右臂向右弧形往下，从体侧放下，右手同时放下，两臂下垂，两手放在大腿两侧。腹部复原，舌放平，收功(参见图6-30)。

6. 指挚青天

【预备】

两脚开立，与肩同宽，身体正直，两臂自然下垂，手成一指禅，放在大腿外侧，目视前方(参见图6-31)。

【吸气】

拔顶提肛，舌顶上腭腹部内收，以意领气，气从丹田上引至膻中穴，同时两臂内旋，屈肘，两手内合，掌心向上，指尖相对，向上托气于膻中，小指与身体相距三寸(参见图6-32)。

【呼气】

同指提井水。同时翻掌，手心向上，两臂向上伸起，中指尖相对，犹如托住青天，抬头上看(参见图6-33)。

【收功】

两中指往身体两侧放下，掌垂直，头正直，目视前方，舌放平，气贯丹田(参见图6-34)。

7. 指穿地面

【预备】

同一指推山(参见图6-35)。

【吸气】

同一指推山。同时左脚向左前跨出一步成弓步，两臂外旋，屈肘上提，两掌交叉重叠于胸前，掌心向下，右掌放在左掌背上(参见图6-36)。

【呼气】

同指提井水。同时两掌成一指禅，左手指藏于右臂腋窝内，右手中指从左手背上面插下去，中指直指地面，意念好似中指穿破地面，上体向前倾斜，左右交替进行练习(参见图6-37)。

【收功】

右手臂向上提拉，左臂从右胸前回归左侧，左脚收回，并拢站立，气归丹田，舌放平(参见图6-38)。

8. 捧气收功

【预备】

同一指推山(参见图6-39)。

【吸气】

前同一指推山。同时两臂外旋，然后两小臂内旋，两手捧气于丹田，

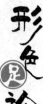

手心向里，虎口相对(参见图6-40)。

【呼气】

舌顶上腭，腹部外鼓，内气从膻中下沉丹田储存(参见图6-41)。

【收功】

两手捧气于丹田不动，两跟微闭，自然呼吸，调息9次(一呼一吸为一次)，然后，两手自然放下，功毕(参见图6-42)。

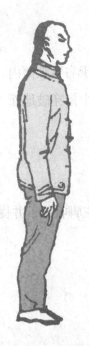

图 6-12

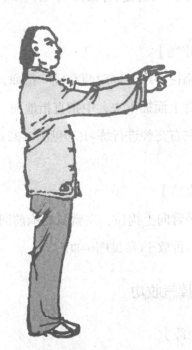

图 6-13

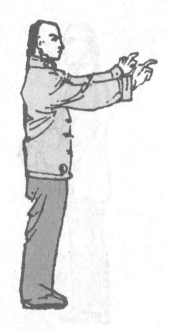
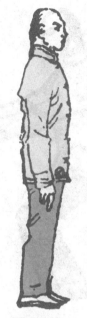

图 6-14

图 6-15

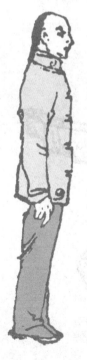
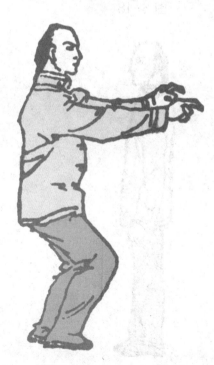

人体器官与脏腑，足部反射能治疗

图 6-16

图 6-17

179

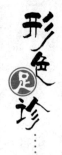

形足珍
……人到老年先老脚，树到老来根先竭

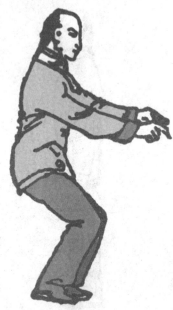
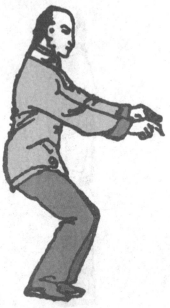

图 6-18

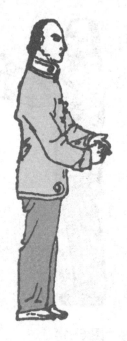

图 6-19

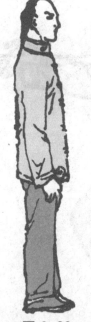

图 6-20

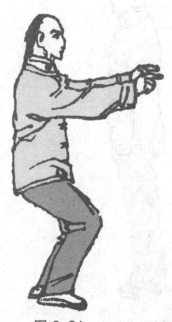

图 6-21

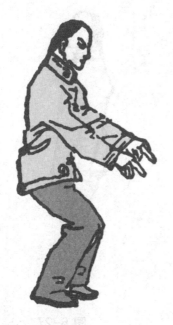

图 6-22

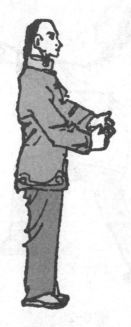

图 6-23

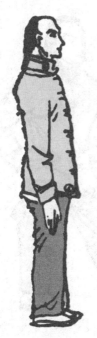

图 6-24

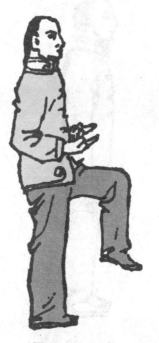

图 6-25

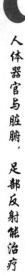

人体器官与脏腑，足部反射能治疗

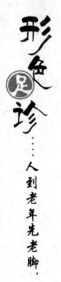

形色
足珍
……
人到老年先老脚，树到老来根先端

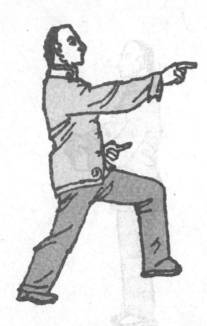

图 6-26

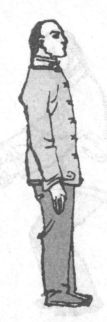

图 6-27

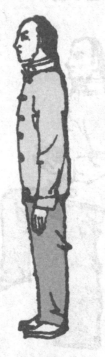

图 6-28

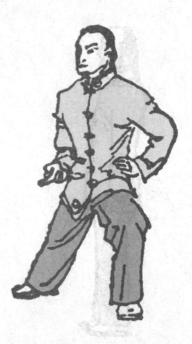

图 6-29

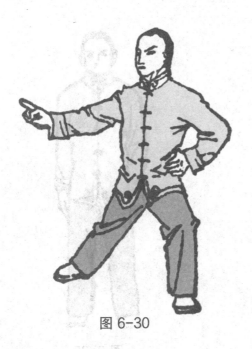

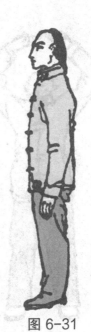

图 6-30

图 6-31

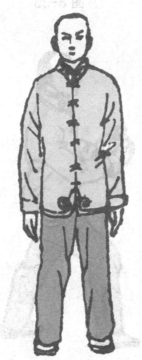

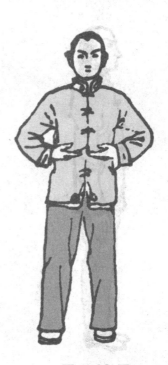

图 6-32

图 6-33

人体器官与脏腑，足部反射能治疗

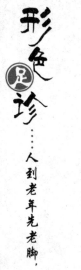
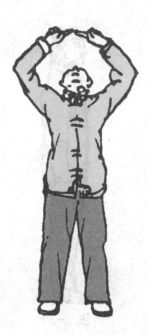

图 6-34

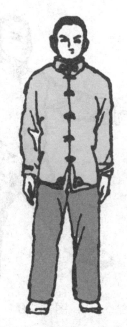

图 6-35

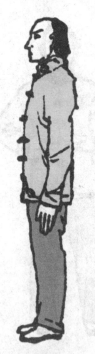

图 6-36

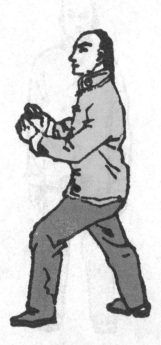

图 6-37

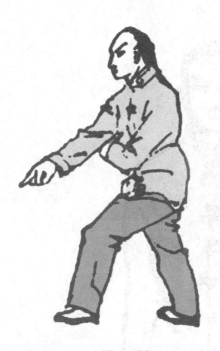

图 6-38

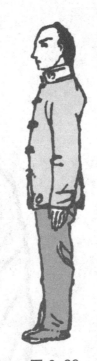

图 6-39

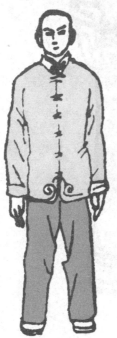

图 6-40

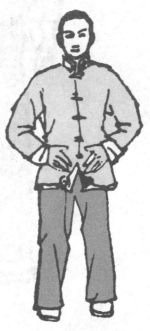

图 6-41

人体器官与脏腑，足部反射能治疗

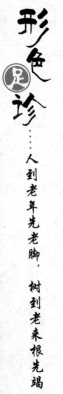
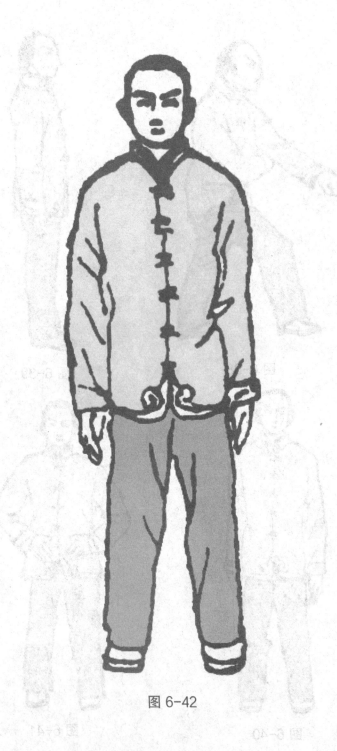

图 6-42

足疗保健操

—— Chapter

07

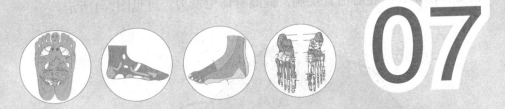

　　足部与人体的健康关系密切。有人说"足上第二心脏，脚是人的根中之根"，确有一定道理。局部包含整体的全部信息，在足根部，生物全息理论可将人整体缩小、投影、反射出来，足部存在着与人体个组织器官相对应的反射区，足部的每一个反射区都与其同名的器官有相似的生物学特征。器官有病变在反射区可有所表现，根据反射区变化可以判断相应器官的病痛。此外，推拿相应器官的反射区，也可以起到治疗作用。可见反射区即为诊断点，同时又是推拿的施术部位。

　　足部保健一般是在家庭中休息时进行的，经常进行足部的按摩保健需要注意足部卫生，修剪脚趾甲，洗好脚并放鞋垫。

　　按摩时要全身放松，重手法刺激可借助于器械，如按摩棒、健身球等。

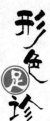

1. 搓足底

双手板住足部，用一只手的大拇指揉按涌泉穴3分钟，然后用一只手掌快速搓擦足底，至发热时，并将手掌劳宫穴对贴在足涌泉穴，停留半分钟，以使热量深透足内，反复操作1～3次。这样可以调节肾脏功能，平衡身体阴阳，防止心血管疾病，提高身体免疫力。可见图7-1所示。

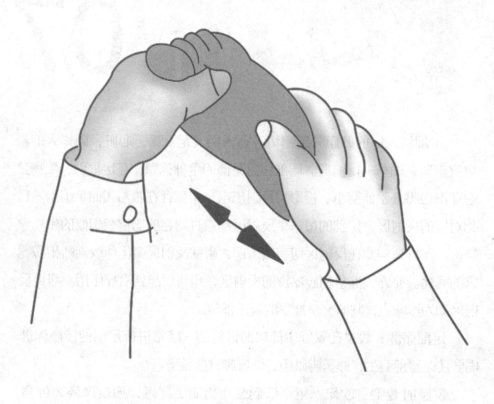

图 7-1

2. 捻揉五趾

一只握足部，另一手拇食指逐一捻揉五趾，轻度牵拉并旋转足趾3～5次；用食指弹击每个足趾腹面3～5次，见图7-2和图7-3所示。

足趾是头部反射区，疏通足趾对预防高血压、眩晕等头部症状和脑血管疾病有效，还可以清脑提神，增强记忆力。

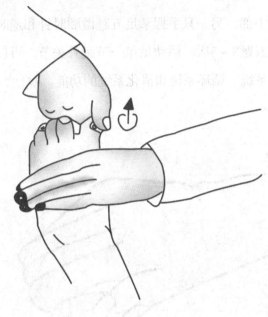

图 7-2

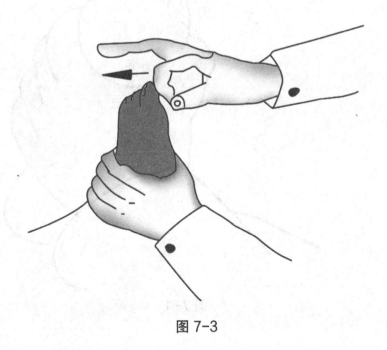

图 7-3

人体器官与脏腑，足部反射能治疗

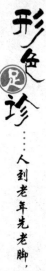
3. 旋动足前部

　　一手握拿足中部，另一只手握拿足五趾做顺时针和逆时针的旋转，并向脚背方向牵伸五趾3～5次。活动足第一节趾骨关节，可以改善足底血液循环、提高呼吸系统、循环系统和消化系统的功能。见图7-4所示。

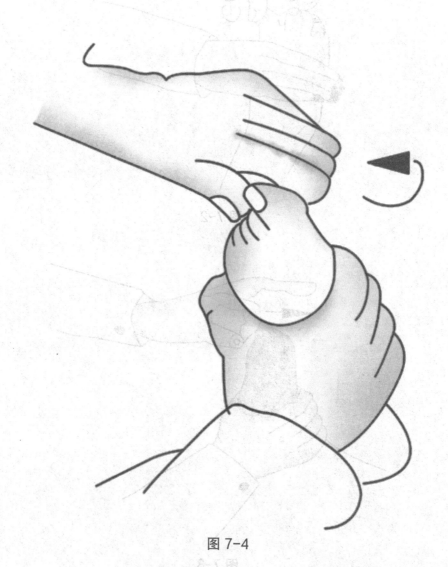

图 7-4

4. 揉按足底五条线

一只手抓住五个足趾，另一只手从五个足趾的趾根向后压按至足后跟，先从大足趾按起，顺序按压3～5遍，这样有利于疏通经络，防止疾病，提高身体的抗病能力。见图7-5所示。

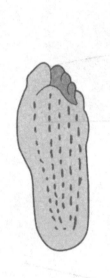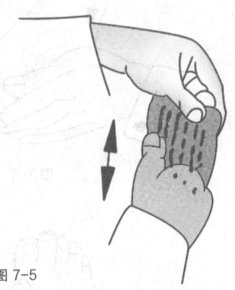

图 7-5

5. 揉挤足内外侧

足内外侧是脊椎反应区，足外侧是淋巴反应区，揉挤足内外侧可预防脊椎和淋巴系统疾病，提高免疫力。

一手握住足趾，用另一只手的大鱼际从足内侧和足外侧的足趾部向跟部推按，先从足外侧开始；再推按足内侧，分别推5～7遍，见图7-6。

用大拇指揉按足内外侧3～5次；然后自己的双手掌分别放置足内外侧做用力挤压3～5次，见图7-7。

双手掌相对上下擦搓足内外侧5～7遍。见图7-8所示。

人体器官与脏腑，足部反射能治疗

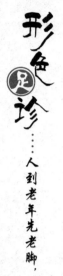
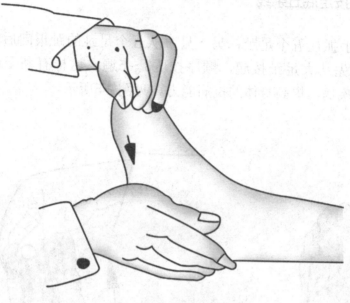

图 7-6

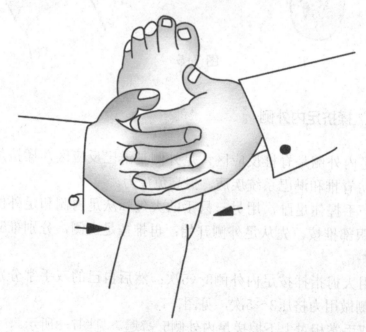

图 7-7

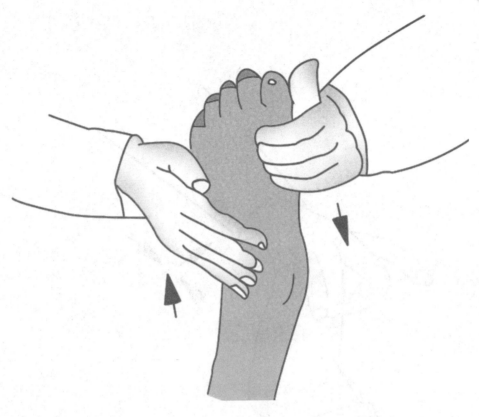

图 7-8

6. 捏揉足背趾缝

　　一手握住五趾，另一手食指第2关节压趾缝1遍，用大拇指和食指捏住指缝并向足趾外牵拉捏提每个趾缝3次。足背趾缝是八风穴所在，捏此穴对脚气、脚肿痛、头痛、牙痛均有效。足底趾缝为眼耳的反射区，对预防和治疗眼疾、耳病均有较好效果。见图7-9所示。

人体器官与脏腑，足部反射能治疗

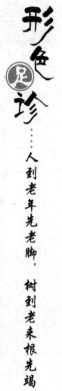

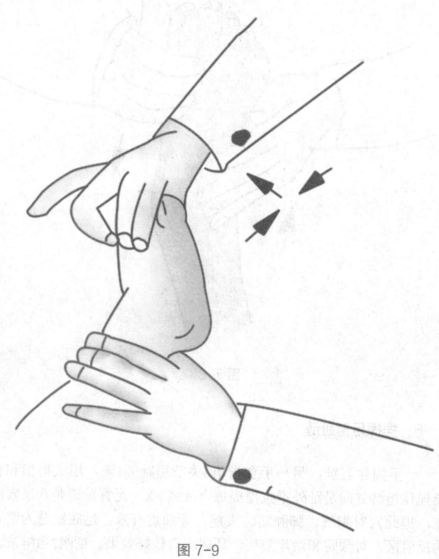

图 7-9

7. 推擦足背

　　一只手抓住足跟，另一只手从足趾向后推擦足背以温热感为度，胸部和胆、横膈的反射区均在足背，推擦足背有利于肝胆的保健。见图7-10所示。

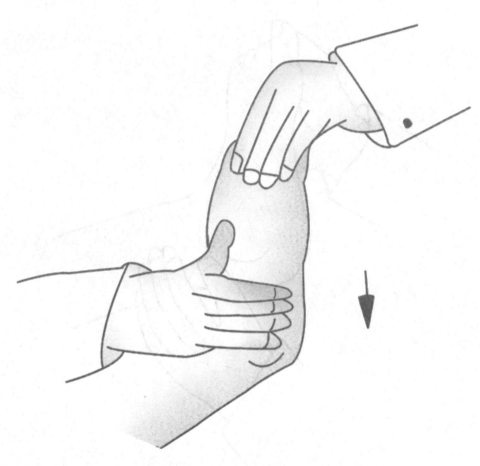

图 7-10

人体器官与脏腑，足部反射能治疗

8. 捏足跟

　　用大拇指与食指侧面对捏揉按足后跟两侧，用力可大些，并对捏昆仑、太溪（在足后跟踝骨后两侧凹陷处）两个穴位约3分钟，然后用拳头扣打足后跟数次。足后跟是生殖系统反射区，经常按摩有利于性保健。见图7-11、图7-12、图7-13所示。

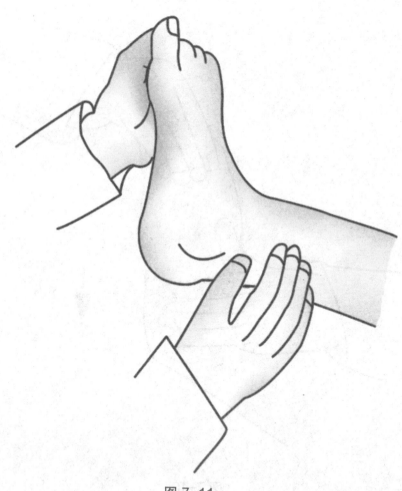

图 7-11

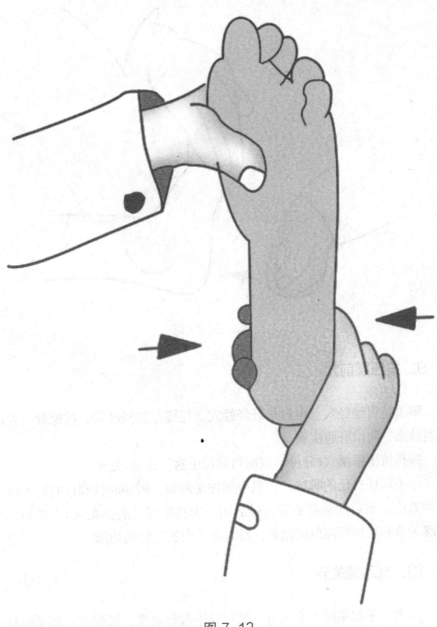

图 7-12

人体器官与脏腑，足部反射能治疗

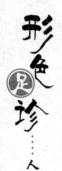

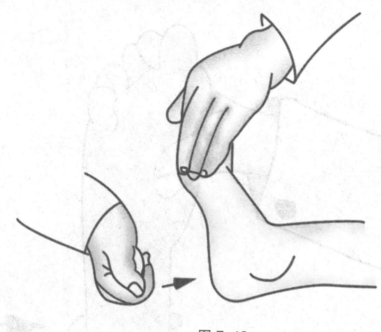

图 7-13

9. 按压踝前穴

解溪是胃经经穴、中封是肝经经穴、丘墟是胆经经穴，按摩此三穴可疏通脉络、防治肝胆疾病。

拇指按压解溪穴1分钟，双拇指对按中封、丘墟1分钟。

一手握住自己的脚腕，一只手握住足前掌，做顺时针和逆时针方向的转动数次，前后活动踝关节，最后用大拇指推压足底涌泉穴3次结束。活动踝关节和增加脚部血液循环，具有改善内脏器官的功能。

10. 旋动踝关节

术者一手扣拿踝关节上方，另一只手握拿足掌，做顺时针和逆时针旋转踝关节数次，屈伸踝关节，拇指推揉足涌泉穴结束。

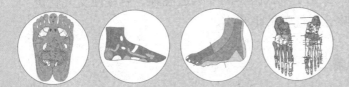

附录
偏方秘方
—— Appendix

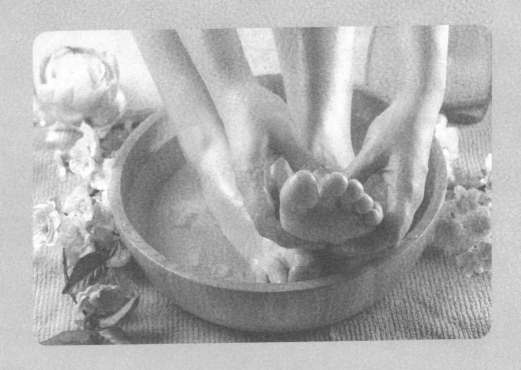

咳　嗽

咳嗽是肺部疾患的主要症候，可见于多种疾病中。其有声为咳，有痰为嗽，既有声又有痰者称为咳嗽。咳嗽虽然主要是肺经的病，但与其他脏腑都有关系。发病多见于老人和幼儿，尤以冬春季节为最多见。以咳嗽为主要临床症状的疾病，多见于现代医学的呼吸道感染、急慢性支气管炎、肺炎、肺结核、百日咳、支气管扩张等病。

芝麻、冰糖治夜咳

【配方】

生芝麻15克，冰糖10克。

【用法】

芝麻与冰糖一起放入碗中，用开水冲饮。

【功效】

润肺，生津。治夜嗽不止、咳嗽无痰。

川贝、杏仁乳治咳嗽

【配方】

川贝3克，苦杏仁9克，梨汁1小杯，糖适量。

【用法】

杏仁用水泡软后捣碎，加水200毫升，煎汤去渣，加入川贝、梨汁、糖，研成杏仁乳。每日服2次，每次15毫升。

【功效】

用治咳嗽、慢性咳痰。

糖大米治咳嗽

【配方】

芫荽（香菜）30克，饴糖30克，大米100克。

【用法】

将大米洗净，加水煮汤。取大米汤3汤匙与芫荽、饴糖搅拌后蒸10分钟。趁热1次服，注意避风寒。

【功效】

发汗透表。治伤风感冒引起的咳嗽。

川贝母蜜糖治咳嗽

【配方】

川贝母6～12克（如用浙贝母，则用3～6克），蜜糖15～30克。

【用法】

将川贝母打碎，与蜜糖共置炖盅内，隔水炖，1次服完。

【功效】

治肺燥咳嗽。

哮　喘

哮喘是一种以发作性的哮鸣气促、呼气延长为特征的肺系疾患。此病以春秋二季的发病率较高，常反复发作，每因气候骤变而诱发，以夜间和清晨居多，往往迁延难愈。病程越长，对患者机体的影响则越大。症发

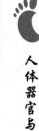

人体器官与脏腑，足部反射能治疗

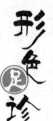

时，应当先除邪治标，寒症用温化宣肺，热症用清热肃肺，佐以化痰，止咳，平喘之药；病久兼虚，当标本兼治。未发作时，应当用益气、健脾、补肾等法扶正培本。

香、紫皮蒜治哮喘

【配方】　麝香1～1.5克，紫皮蒜10～15头（所用头数随患者年龄及蒜头大小而定）。

【用法】　麝香研成细末。蒜去皮捣为烂泥，农历五月初五（即端午节）中午近12时，患者俯卧，用肥皂水、盐水清洁局部皮肤。中午12时整，将麝香末均匀撒在第7颈椎棘突到第12胸椎棘突的区域内，继续蒜泥复于麝香上，60～70分钟后将麝香及蒜泥取下，清洗局部，以清毒硼酸软膏涂上，再敷一塑料薄膜，并以胶布固定。大部分患者做1次哮喘即减轻，有的不再发作。为巩固疗效，可连续贴治3年。

【功效】　补益散结，止咳平喘。治陈久性哮喘。

猪板油、麦芽糖治哮喘

【配方】
猪板油、麦芽糖、蜂蜜各120克。

【用法】
将上述三味药共熬成膏，每日服数次，每次一汤匙，口中含化，数日后喘即止。常服，病可除根。忌食生冷及辛辣刺激性食物。

【功效】
润肺平喘。用治咳嗽痰喘。

银杏、猪油利水定喘

【配方】　银杏200克，鸭1只（约1 000克），猪油500克，胡椒面、料酒、鸡油、清汤、姜、葱、盐、味精、花椒各适量。

【用法】　方一：将银杏去壳，放入锅内，煮熟，捞出去皮膜，切去两头，挖去心。再用开水掸去苦水，在猪油锅内炸一下，捞出待用。方二：将鸭洗净，剁去头和爪。用盐、胡椒面、料酒将鸭身内外涂匀后，放入盆内，加入生姜、葱、花椒，上蒸笼蒸约1小时取出。拣去生姜、葱、花椒，用刀从鸭背脊处切开，去净全身骨头，铺在碗内，齐碗口修圆，修下的鸭肉切成银杏大小的丁，与银杏拌匀，放在鸭脯上，将原汁倒入。加汤上笼蒸30分钟，至鸭肉烂熟，即翻入盘中。方三：锅内掺清汤，加余下的料酒、食盐、味精、胡椒面，淀粉少许勾芡，放猪油少许，将白汁蘸于鸭上即成。

【功效】　滋阴养胃，利水消肿，定喘止咳。用治骨蒸劳热、水肿、哮喘、咳嗽等。

南瓜、鲜姜麦芽治哮喘

【配方】　南瓜5个，鲜姜汁60克，麦芽1 500克。

【用法】　将南瓜去子，切块，入锅内加水煮极烂为粥，用纱布绞取汁，再将汁煮剩一半，放入姜汁、麦芽，以文火熬成膏。每晚服150克，严重患者早、晚服用。

【功效】　平喘。用于多年哮喘，入冬哮喘加重者。

人体器官与脏腑，足部反射能治疗

海藻、北沙参等治支气管哮喘

【配方】 海藻、昆布、蛤粉各150克，北沙参、百合、生地、玄参、茯苓、黄芩、钩藤、紫河车各90克，党参、黄芪、枇杷叶、半夏、陈皮、百部、杏仁、桔梗、蒌皮、马兜铃各60克，旋覆花、麻黄各45克，栝楼仁450克，白果100粒，小青蛙（干品）300克。

【用法】 炼蜜为丸，每日服用2次。

【功效】 平喘止咳。

胃　痛

胃痛是指以上腹胃脘部近心窝处经常发生疼痛。发病原因一般是由于饮食不调，情志刺激，脾阳素虚，感受外寒，胃火和降所致。

陈皮、葱白治胃痛

【配方】 陈皮20克，香附子15克，葱白10茎，生姜6克，鸡肉60克。

【用法】 将鸡肉切成1厘米见方的丁，备用，再将陈皮洗净，香附醋炒，放入沙锅中煎取药汁200毫升，把生姜切成粒，葱切成丝，再把鸡肉，药汁同放入铁锅闷煮。先以武火烧沸，酌加料酒，味精、酱油炒拌即成。吃时，以沸米酒50毫升，边饮酒，边吃鸡丁。须开怀食饮。

【功效】 治肝气郁滞之胃痛。

仙人掌、牛肉治胃痛

【配方】 取仙人掌30～40克，牛肉70克。

【用法】 将仙人掌细切，与牛肉共炒，服牛肉和仙人掌。

【功效】 治胃痛。

小茴香、胡椒治胃痛

【配方】 小茴香10克，胡椒12克。

【用法】 以上两味药共为细面，酒糊为丸，每服3～6克，温酒送下。

【功效】 散寒理气止痛，治胃寒疼痛。

柴胡、当归等治胃痛

【配方】 柴胡、当归、白芍各15克，茯苓20克，甘草5克，白术15克，薄荷2.5克。

【用法】 共研为散调服。

【功效】 治胃痛。

生白芍、蒲公英治胃痛

【配方】 蒲公英30克，生白芍10克，陈皮8克，红花8克，生甘草6克，徐长卿12克，大贝母12克。

【用法】 水煎服，每日1剂，分2次服。

【功效】 安胃，止痛，散结。治胃脘痛，滞胀纳呆属气滞络阻者。

人体器官与脏腑，足部反射能治疗

急性胃肠炎

急性胃肠炎以起病急，呕吐，腹泻，腹痛为主症，多发生于夏秋季，其发病原因多由暴饮暴食，过食生冷，饮食不洁或食用不易消化的食物引起。

马齿苋野荠菜治急性胃肠炎

【配方】 白萝卜干20克，马齿苋、野荠菜各50克，姜3片。

【用法】 水煎服，每日1～2次。

【功效】 清热利湿。治温热型急性胃肠炎。

鲜火炭母、猪血治急性胃肠炎

【配方】 鲜火炭母60克(小儿减半)，猪血150～200克。

【用法】 清水适量煲汤，用食盐少许调味，饮汤食猪血，但要注意肠炎腹泻者只饮汤，不吃熟猪血。

【功效】 清热解毒、消胀满、利大肠，适用于急性胃肠炎。

鲜鸡矢藤叶、大米治急性胃肠炎

【配方】 鲜鸡矢藤叶60克，大米30克。

【用法】 清水泡软大米，然后与鸡矢藤叶一起放入沙锅内捣烂，加水和红糖适量煮成糊食。

【功效】 解暑除湿、祛风解毒、健脾导滞，适用于急性胃肠炎。

木棉花治急性胃肠炎

【配方】 木棉花30～50克，白砂糖适量。

【用法】 用清水2碗半煎至1碗，去渣饮用。

【功效】 利湿清热，治急性胃肠炎。

韭菜治急性胃肠炎

【配方】 连根韭菜适量。

【用法】 洗净捣烂取汁约100毫升，温开水冲服，每日2～3次，连服3～5日。

【功效】 温阳祛寒，适用于虚寒所致的急性胃肠炎。

胃及十二指肠溃疡

胃及十二指肠溃疡，又称消化性溃疡。是临床常见多发病。多发于食管下段、胃空肠吻合术后的吻合口周围及麦氏憩室。这些溃疡的形成均与胃酸和胃蛋白酶的消化作用有关，故称消化溃疡。且病程缠绵，治疗上颇难。多因饮食失调，或忧思愤怨，肝郁化火，热灼胃阴，致胃黏膜受损；或脾虚失运，湿邪凝聚，湿郁日久，腐蚀胃体，日久不解，均可导致溃疡病的发生。

人体器官与脏腑，足部反射能治疗

珍珠粉、广木香治胃及十二指肠溃疡

【配方】 珍珠粉50克，广木香50克，人工牛黄粉10克。

【用法】 研极细末和匀，用胶囊装每粒0.5克，每服2粒，每日3次，食前1小时温开水送下。连服4周为1个疗程。如1个疗程溃疡尚未愈合可继续用。

如上腹疼痛较重时方中加延胡索50克。

【功效】 治胃及十二指肠溃疡、慢性胃炎所致胃热气滞之上腹疼痛或胀满嗳气、嘈杂泛酸者。

【注意事项】

避免忧思恼怒七情刺激，忌食生冷酸辣油腻及不易消化之食物，注意勿过饱过饥，暴饮暴食以防复发。

鲜藕汁、三七粉治溃疡病

【配方】 鲜藕汁1小杯，生鸡蛋1个，三七粉5克。

【用法】 将藕汁加水适量，煮沸，加入三七粉与生鸡蛋，调匀，制成汤，可加少量盐和油，佐餐，每天2次。

【功效】 养阴益胃，治阴虚所致的胃及十二指肠溃疡。

洋白菜治胃溃疡疼痛

【配方】 洋白菜(甘蓝、圆白菜、包心菜)。

【用法】 将洋白菜洗净，捣烂取汁。每次饮半茶杯。

【功效】 清热散结。治胃及十二指肠溃疡疼痛，也是胃癌的预防药。

猪肚、鲜姜治溃疡病

【配方】 猪肚(猪胃)1个，鲜姜250克。

【用法】 将猪肚洗净，装入切成片的鲜姜，扎好，放入砂锅内用文火煨熟，然后去姜。猪肚切丝，拌酱油吃，汤亦同饮。每个猪肚分3天吃完，可连续吃10个。

【功效】 温中养胃。治胃及十二指肠溃疡。

白术、干姜治十二指肠溃疡

【配方】 白术12克，桂枝6克，干姜10克，茯苓9克，半夏、陈皮、枳实各6克。

【用法】 水煎服，每日1剂，分2次服。

【功效】 温饮化痰，治痰湿内阻所致的溃疡病。

慢性肝炎

凡病毒性肝炎病程超过一年，同时一般健康情况衰退，肝质地偏硬，脾脏进行性肿大，肝功能化验多项表现异常，蛋白电泳见白蛋白的下降及球蛋白升高者，称之为慢性肝炎。

人体器官与脏腑，足部反射能治疗

虎杖根、北五味子治慢性肝炎

【配方】 虎杖根500克，北五味子250克，蜂蜜1 000克。

【用法】 将虎杖、五味子洗净，用沙锅加水浸泡半小时，水量以浸没药物为度，中火煎沸后，改用小火煎半小时，等剩下1大碗药液时，滤出头汁；再加水2大碗，煎二汁，约剩下1大碗药液时，滤出，弃渣；最后将头、二汁及蜂蜜一起倒入大沙锅内，小火煎沸5分钟后，离火，冷却，装瓶，盖紧，每日3次，每次1匙，饭后开水冲服，2个月为1疗程。

【功效】 治慢性肝炎。利湿，柔肝解毒、去疹止痛。

巴戟天、仙灵脾治慢性肝炎

【配方】 巴戟天15克，菟丝子、桑寄生、丹参各30克，仙灵脾15～30克，虎杖15～30克，陈皮6克，黄芩15～20克。

【用法】 水煎服，每日1剂，分2次服。

【功效】 治疗乙型慢性肝炎方，功能助肾健脾，化湿活血。

柴胡、茯苓治慢性肝炎

【配方】 白术、当归、柴胡各10克，虎杖、茯苓各15克，白花蛇舌草30克，茵陈20克，甘草6克。

【用法】 水煎服，每日1剂，1个月为1疗程。

【功效】 功能清热解毒、活血调肝。治疗乙型慢性病毒性肝炎。

米醋、猪骨治慢性肝炎

【配方】　米醋1 000毫升，鲜猪骨500克，红、白糖各120克。

【用法】　一起煮，不加水，沸后30分钟取出过滤，成人每次服30~40毫升。

【功效】　治疗急、慢性传染性肝炎。

柴胡、郁金等治慢性肝炎

【配方】　柴胡、枳壳、川芎、香附各12克，白术、黄芩、郁金、太子参、茯苓各15克，陈皮、半夏各12克。

【用法】　水煎服，每日1剂，分早晚服。

【功效】　功能疏肝理气、健脾和胃。治疗慢性迁延性肝炎。

便　秘

便秘指大便干燥、排出困难、排便间隔时间长，通常两三天不大便，或有便意，但排便困难者。本病发生原因常有燥热内结、气虚传送无力、或阴虚血少等。

胡萝卜治便秘

【配方】　胡萝卜适量。

【用法】　捣汁，加糖调服。

【功效】　治便秘。

人体器官与脏腑，足部反射能治疗

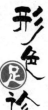

当归、郁李仁等治老年便秘

【配方】　当归60克，白芍9克，苁蓉15克，火麻仁30克，郁李仁15克，黑芝麻24克，甘草6克。

【用法】　水煎，冲蜂蜜60克，温服。

【功效】　主治年老或久病津液短少所致的便秘。

猪肚、苡米治便秘

【配方】　猪肚、苡米各适量。

【用法】　分别煮烂，当主食吃。

【功效】　用治大病后空存皮骨、大便燥结。补虚劳，益血脉，利肠胃。

大黄治便秘

【配方】　大黄适量。

【用法】　研为细末，备用。用时取药粉10克，以酒调成软膏状，敷于脐部，外以纱布盖上，胶布固定。再用热水袋在膏上热敷10分钟。每日换药1次。

【功效】　泻下通便。

【注意事项】　民间方。临床验证，用治热秘，效果亦佳。

生花生仁治便秘

【配方】 生花生仁30克(1次量)。

【用法】 空腹咀嚼生吃，早晚各1次。忌食辛辣及饮酒。

【功效】 润肠通便。用治大便干燥费力，大便间隔时间延长的习惯性便秘。

【注意事项】 气虚甚者重用黄芪或加太子参；血虚甚者重用当归或加熟地、首乌；若兼虚火上炎者可加肉桂引火归源。

根据大便质地适当增减原用量，以不稀薄为度。临床治疗获满意疗效。

痢 疾

痢疾是指以腹痛、里急后重、泻下赤白黏冻为特征的一种疾病。它是由于感受外邪和饮食内伤，大肠气血壅滞，血络损伤，传导功能失司所致。

红枣、红糖治久痢不止

【配方】 红糖60克，红枣5枚。

【用法】 煎汤服。

【功效】 治痢有神效。

【注意事项】 此方健脾温中，大建中气，并有活血之功。用此方治久痢不止的虚寒痢甚效。

人体器官与脏腑，足部反射能治疗

铁苋菜、秦皮等治下痢

【配方】 铁苋菜、委陵菜、秦皮各30克。

【用法】 每天1剂煎2遍和匀，每日3次分服。发热、大便脓血较多、苔黄腻、脉数者加黄连10克。

【功效】 急慢性细菌性痢疾，下痢大便带脓血；黏液，里急后重者。委陵菜清热解毒，凉血止血，有抗菌治痢的作用；铁苋菜消炎收敛，有保护肠黏膜的作用；秦皮清热燥湿"主热痢下重"，现代研究对痢疾杆菌有强大抗菌作用。三药合用相辅相成，方简而效宏，为热毒下痢(菌痢)之良方。

【注意事项】 症状消除大便正常后须继续再服3剂，以求彻底治愈。

田螺清热利温止痢

【配方】 田螺。

【用法】 取田螺挑出螺肉，晒干，炒焦，水煎。每日服3次，每次15克。

【功效】 清热解毒。用治菌痢。

鲜葡萄、红糖治赤痢

【配方】 鲜葡萄250克，红糖适量。

【用法】 将葡萄洗净，绞取汁，放入红糖调匀。顿服，数次即愈。

【功效】 消炎止痢。治赤痢疾。

大蒜治痢疾肠炎

【配方】　大蒜1头，白糖20克。

【用法】　大蒜去皮切细末，用白糖拌和。每日2次分早晚服，饭前吞服，连用7～10天。

【功效】　杀菌解毒。

【注意事项】　如系菌痢，同时用大蒜液灌肠则效果更佳。

消化不良

　　消化不良是指具有上腹痛、腹胀、早饱、嗳气、食欲不振、恶心、呕吐等上腹不适症状，多属于功能性。因为只是腹内食物多而未消化，不像一般的腹胀，会感到不舒服，但因食物未完全消化，而无法吸收，致身体益形消瘦，不能不加以注意。

红茶、白砂糖治消化不良

【配方】　红茶50克，白砂糖500克。

【用法】　红茶加水煎煮。每20分钟取煎液1次，加水再煎，共取煎液4次。混合煎液，再以小火煎煮浓缩，至煎液较浓时，加白砂糖调匀。再煎熬至用铲挑起呈丝状，到黏手时停火，趁热倒在表面涂过食油的大搪瓷盆中，待稍冷，将糖分割成块即可。每饭后含食1～2块。

【功效】　清神，化食。用治消化不良、膨闷胀饱、胃痛不适等。

人体器官与脏腑，足部反射能治疗

苹果、瘦猪肉润肠胃

【配方】　苹果、瘦猪肉各适量。

【用法】　苹果2个切成块，用两碗水先煮，水沸后加入猪肉200克(切片)，直煮至猪肉熟透，调味服食，久食有益。

【功效】　生津止渴，润肠健胃。治疗肠胃不适及消化不良。

山楂、怀山药开胃助消化

【配方】　山楂(山里红)、怀山药各250克，白糖100克。

【用法】　山药、山楂晒干研末，与白糖混合，炼蜜为丸，每丸重15克。每日3次，温开水送服。

【功效】　补中，化积。用治脾胃虚弱所致的消化不良。

胡萝卜、羊肉补益脾胃

【配方】　胡萝卜6个，羊肉250克，盐少许。

【用法】　炖熟食，后加盐。

【功效】　健脾，养胃，温肾。用于畏寒喜暖、消化不良、腹部隐痛、阳痿、口淡无味、小便频数之脾胃虚寒、脾肾阳虚患者，有较好的疗效。

橘皮、大枣治消化不良

【配方】 橘皮10克（干品3克），大枣10枚。

【用法】 先将红枣用锅炒焦，然后同橘皮放于杯中，以沸水冲沏约10分钟后可饮。

【功效】 调中，醒胃。饭前饮可治食欲不振，饭后饮可治消化不良。

高 血 压

高血压是指动脉血压过高，即舒张压超过12千帕(90毫米汞柱)，或收缩压在40岁以前超过18.7千帕(140毫米汞柱)。主是由于高级神经中枢调节血压功能紊乱所引起，以动脉血压升高为主要表现的一种疾病。高血压患者，其症状因人而异，其普遍存在的症状如下几种：

容易发怒，有事在身感到紧张，有时却感到百无聊赖。

对一切不达观，感觉人生无乐趣，日间想睡，夜晚失眠，有神经衰弱现象。

头痛头晕，眩晕状态轻微，如登高俯视会有轻微眩晕的感觉。

常有耳鸣的现象，头顶或眼皮上时感疼痛。

走路两脚不稳，如腾云驾雾般，头重脚轻，头部感觉有重压，行动呼吸急促，腹部有膨胀感，胸口有如枕压，面孔微红，手脚冰冷，这时已达到危险边缘。

高血压患者在日常饮食方面，最忌口的三种食品：

1）刺激食品，如烈酒、咖啡，红茶也应减少；

人体器官与脏腑，足部反射能治疗

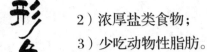

2）浓厚盐类食物；

3）少吃动物性脂肪。

此病是当前威胁人类健康的重要疾病，它是脑卒中和冠心病的主要危险因素。在早期和中期，症状往往不是明显，而为人们所忽视，而一旦出现心脑血管并发症，则变成难以控制的医疗保健问题。

生花生米、醋治高血压

【配方】 生花生米、醋各适量。

【用法】 生花生米(带衣者)半碗，用好醋倒至满碗，浸泡7天。每日早、晚各吃10粒。血压下降后可隔数日服用1次。

【功效】 清热，活血。对保护血管壁、阻止血栓形成有较好的作用。

菊花、槐花、绿茶治高血压

【配方】 菊花、槐花、绿茶各3克。

【用法】 以沸水沏。待浓后频频饮用。平时可常饮。

【功效】 清热，散风。治高血压引起的头晕头痛。

猪脑、枸杞补虚治高血压

【配方】 猪脑1副，怀山药30克，枸杞10克，盐少许。

【用法】 将怀山药、枸杞用纱布包扎好，与猪脑加水共炖，将熟时下盐或调料。食之。

【功效】 补肾益精。

菠菜根、海蜇皮解头痛面赤

【配方】 菠菜根100克，海蜇皮50克，盐、香油、味精各适量。

【用法】 先将海蜇洗净成丝，再用开水烫过，然后将用开水焯过的菠菜根与海蜇加调料同拌，即可食用。

【功效】 平肝，清热，降压。可解除高血压之面赤、头痛。

西瓜皮、草决明降血压

【配方】 风干西瓜皮30克，草决明15克。

【用法】 加水煎汤。代茶饮。

【功效】 清热散风。

低血压

低血压是由于不明原因引起收缩压低于12.0kPa(90mmHg)，同时舒张压低于8.00kPa(60mmHg)，并以头晕、头昏、气短、心悸、乏力、健忘、失眠、脉弱为主要症状的一种心血管系统疾病。低血压主要是由于高极神经中枢调节血压功能紊乱所引起，以体循环动脉血压偏低为主要症状的一种疾病。成人如收缩压持续低于12千帕，并伴有不适症候时，一般即称为低血压。女性可有月经量少，持续时间短的表现。原发性低血压，又称体质性低血压，女多于男，有家族倾向，多见于体弱与长期卧床的老人。继发性低血压的原因很多，如凡可导致心排血量或循环血量减少的心血管

人体器官与脏腑，足部反射能治疗

病、甲状腺或肾上腺及垂体前叶功能减退等内分泌病和恶性肿瘤后期、重症糖尿病等慢性消耗性疾病等，均可继发；而体位性低血压可因植物神要功能失调，或压力感受器功能失调引起。

临床表现，急性而严重者，由于血压急剧下降，引起心脑供血不足，出现头晕、头昏、面色苍白、心悸、出汗、恶心、脉搏摸不到等休克危象；慢性而较轻者，则有头晕头昏、面色苍白、精神不振、心悸、乏力、纳差、腰膝酸软、胸闷、嗜睡或少寐、脉弱、血压持续偏低等症。心电图、脑电图及血常规检查，多无异常，或有轻微改变。

人参治低血压

【配方】　人参9克。

【用法】　煎汤服。

【功效】　治低血压。

白术、黄芪治低血压

【配方】　白术10克，党参9克，当归12克，炙甘草、熟地、葛根各9克，黄芪、陈皮各10克。

【用法】　水煎服，每日1剂，分2次服。

【功效】　补益心脾，治心脾两虚所致的低血压，其临床症状主要有：神疲气短，肢体倦怠，动则头晕目眩，心悸，自汗，食少，面黄少华，苔薄、舌质淡，脉细弱。

人参、黄芪等治低血压

【配方】 人参6克(或党参15克)，熟地黄、怀山药、黄芪各25克，山茱萸、枸杞子各20克，泽泻、茯苓、牡丹皮、麦门冬、五味子各10克，生甘草6克。

【用法】 将上药水煎，每日1剂，分3～4次口服，半个月为1个疗程。临床应用本方时，可随证加减。若气虚明显者，黄芪可重用至40～50克；若血虚者，加全当归、何首乌、鸡血藤各20～30克；若头晕甚者，加野菊花、天麻、钩藤各10～15克；若腰膝酸痛者，加杜仲、狗脊、川续断各10～15克；若阴虚火旺者，加川黄柏、知母、生地黄各8～12克。

【功效】 治低血压。

鹿茸粉治低血压

【配方】 鹿茸粉0.3克。

【用法】 灌入胶囊，每服1丸，或纳入鸡蛋内蒸熟吃。每日空腹服，连服10～20日，血压正常即停。

【功效】 治低血压。

肉桂、桂枝、炙甘草治低血压

【配方】 肉桂、桂枝、炙甘草各9克。

【用法】 开水泡。当茶饮，连服10～20天。

【功效】 治低血压。

人体器官与脏腑，足部反射能治疗

冠 心 病

冠心病是完状动脉性心脏病的简称，由冠状动脉粥样硬化，使血管腔阻塞，导致心肌缺血、缺氧而致动脉粥样硬化性心脏病（简称冠心病）。临床表现以心绞痛，心律不齐，心力衰竭等为主，心电图可有心肌缺血等相应的改变。发病以中老年人居多。

蜂蜜、丹参、首乌治冠心病

【配方】　蜂蜜25克，首乌、丹参各25克。

【用法】　先将2味中药水煎去渣取汁，取调入蜂蜜拌匀，每日1剂。

【功效】　治冠状动脉粥样硬化性心脏病，益气补中，强心安神。

香蕉、蜂蜜治疗冠心病

【配方】　香蕉50克，蜂蜜少许。

【用法】　香蕉去皮研碎，加入等量的茶水中，加蜜调匀当茶饮。

【功效】　降压，润燥，滑肠。用治冠心病、高血压、动脉硬化及便秘等。

【注意事项】　每日服蜂蜜2或3次，每次2～3匙，有营养心肌、保护肝脏、降血压、防止血管硬化的效果。

丹参治冠心病

【配方】 丹参20克。

【用法】 煎水常服。

【功效】 对冠心病、脑血栓有效。

川芎治冠心病

【配方】 川芎10克。

【用法】 煎水常服。

【功效】 川芎能通过血脑屏障，有降血压作用，用治冠心病，也能用治疗脑血栓。

葛根治冠心病

【配方】 葛根30克。

【用法】 煎水常服。

【功效】 治冠心病，并对脑血栓、突发性耳聋有效。

脑 血 栓

脑血栓是指由于异常的物体（固体、液体、气体）随血流进入脑动脉或供应脑的颈部动脉，造成血流阻塞，使其供血区缺血、坏死，导致相应的脑功能障碍。

人体器官与脏腑，足部反射能治疗

黄芪、丹参等治脑血栓

【配方】　黄芪50克，丹参30克，炮穿山甲15克，赤芍、川芎、当归各20克。

【用法】　将上药水煎，每日1剂，分3次口服。半个月为1个疗程后，停药2～3日再行第2个疗程。

【功效】　治脑血栓。

桃仁、红花等治脑血栓

【配方】　桃仁、川芎、红花各10～15克，赤芍15克，当归10～30克，穿山甲10克，鸡血藤30克。

【用法】　将上药水煎，分2次服，每日1剂。连用2～3个月。

【功效】　治脑血栓。

增力健体方

元气是人体根本之气，脾胃之气是人体后天之本，欲想增力，必须从脾胃、元气入手，凡是有强补脾、补元气作用的食物，都有一定的增力作用。

活乌龟等可补肾益精养血

【配方】　活乌龟750克，火腿肉30克，清汤1 500克，猪油15克，香油、葱段各20克，姜块10克，味精、料酒、胡椒面各适量。

【用法】　将活龟剁头放血，剥开壳，去苦胆，取龟肉和肉脏洗净，切成3厘米长、1.5厘米宽的肉块，火腿切片，猪油烧热，先下葱段、姜块略炒，再下龟肉、内脏，加料酒、胡椒面、精盐、香油一起爆炒后，盛入沙锅内，放清汤，烧沸后改用文火煨2小时，加入火腿片，继续煨汤汁稠浓，香气四溢时，调入味精。晚餐服食。

【功效】　此方补肾益精养血、祛风湿、强筋骨，适用于久病精血亏虚、羸弱乏力、久瘫痿弱、筋骨疼痛、酸软无力等，常人服用可精力充沛、健身长寿。

淮山药等可补肺虚

【配方】　淮山药120克，老母鸡1只(1 000克以上)，生姜3片，黄酒1匙，食盐半匙。

【用法】　母鸡活杀，去毛、剖腹、洗净、滤干、切块，内脏、鸡血均要，鸡肉之一半放入瓷盆，再放淮山药，上面再放另一半鸡块，淋入黄酒，加入姜片、精盐(宜淡)，用旺火隔水蒸3小时，至鸡肉酥烂。饭前空腹饮汤，每次1小碗，日2次。鸡肉可蘸酱油吃，山药亦可食，或嚼后弃渣。

【功效】　此方补肺虚、益五脏、强筋骨、润肌肤，适用于肺虚气短、体弱无力、久咳、畏冷等。

人体器官与脏腑，足部反射能治疗

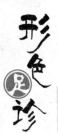

党参等可益气温阳

【配方】 党参、黄芪各30克，白术15克，干姜3克，鲦鱼1条。

【用法】 先将4味药水煎取汁，用汁煮鱼，熟后加精盐调味，食鱼饮汤。

【功效】 此方益气温阳，适用于阳气虚弱、畏寒、疲倦、四肢乏力、便溏等。

松树蘑等可强身壮力

【配方】 松树蘑、春笋各50克，荸荠20克，调料适量。

【用法】 将松树蘑去根须，洗净，下油锅用武火炒片刻。荸荠去皮切片，春笋切片，同倒入松树蘑的炒锅内，加水少许，煮片刻，调入精盐、味精、勾薄芡，淋油起锅。

【功效】 此方强身壮力。

生晒参可益气健脾

【配方】 生晒参3克。

【用法】 先将生晒参3克切成薄片，放入保温杯内用开水闷泡半小时，早晨空腹或晚上临卧前温饮之。在初饮2～3天内，忌食萝卜、浓茶、螃蟹、绿豆等物，以免降低药效。

【功效】 此方益气健脾，适用于各种男女气虚之证，为延年益寿之佳品，正常人常喝，能增加气力。

野猪肉等补益气血

【配方】　野猪肉、豆腐、粉丝、调料各适量。

【用法】　野猪肉洗净，切片，与豆腐先煮至半熟，下粉丝煮至肉熟，入盐、葱、姜、味精调味，温服。

【功效】　此方补益气血，增加气力，适用于气血不足所致的少气、懒言、乏力、神疲。

鲜牛奶等可令人体健美

【配方】　鲜牛奶100克，红茶、食盐各适量。

【用法】　先将红茶熬成浓汁，去渣取汁，再把牛乳煮沸，盛在碗里掺加茶汁，同时加入适量食盐，和匀。每日1剂，空腹，代茶缓缓温饮之。

【功效】　此方可令人体健美，增加力气，皮肤润泽，为滋补之佳品。

黄精等可滋肝肾补脾肺

【配方】　黄精、天冬各30克，松叶18克，枸杞20克，苍术12克，白酒1 000克。

【用法】　将黄精、天冬、苍术均切成约0.8厘米的小方块，松叶切成小节，同枸杞一起装入酒瓶内；将白酒注入瓶内摇匀，静置浸泡约10～12天即可饮用。

【功效】　木方滋肝肾、补脾肺，适用于须发早白、体虚无力、视力减退等。

人体器官与脏腑，足部反射能治疗

猪肥肉等可强身壮骨

【配方】 猪肥肉1 000克。鸡蛋清、大小茴香、花椒、草果、官桂、大葱、蒜、盐各适量。

【用法】 将猪肉洗净，煮1滚，捞出，切为方块，水漂过刮净污垢，猪皮用刀切碎。将大小茴香、花椒、草果、官桂，用纱布包、扎袋口，放汤锅内，上压肉块。然后将鸡蛋清过好汁调和滋味，浇肉上。后入大葱、蒜、盐于汤锅内，加盖蒸至熟烂为度，食时大葱、蒜、调料包。其色鲜嫩，味道醇厚。

【功效】 此方能强身壮骨、增长气力、补益气血。

豆腐等可益气养血滋阴增力

【配方】 豆腐、鸡血熟料(血豆腐)各100克，皆切成细条；黄精10克，以冷水发透；山药50克切条；鸡汤500克；盐、黄酒、味精、淀粉汁适量；笋片或黄瓜片少许。

【用法】 将豆腐、血豆腐、黄精、山药放入沙锅中，对加鸡汤，加热煨炖至熟，加盐、黄酒、笋片，熟后稍淋稀淀粉汁，汤汁明透即可。

【功效】 此方益气、养血、滋阴、增力，复元，可为常人和体育运动员运动或劳动时以及平时小吃或佐餐食用。

熟蛇丝等可益气补精

【配方】　熟蛇丝200克，浸发香菇、鲜笋肉各50克，姜丝9克，韭黄30克，干米粉丝9克，柠檬叶少许，鸡蛋2个。蒜泥、精盐、芝麻油、胡椒粉、绍酒、湿淀粉各少许，芡汤20克，花生油500克。

【用法】　将香菇、鲜笋、柠檬叶切成细丝，韭黄切段，调鸡蛋液。将精盐、笋丝、香菇丝、姜丝下沸水中焯30秒。用芡汤、麻油、胡椒粉、湿淀粉调成芡汁。用中火烧炒锅。下油烧至一成热，边下鸡蛋液边用筷子搅动使蛋不致结成团，约炸1分钟至成丝状，浮起后，倒入笊篱沥去油。用筷子拨散，凉凉后用洁净毛巾包着，拧干油即成蛋丝。用中火烧热炒锅，下油500克，四成热时，下干米粉丝炸至松脆而洁白，倒入笊篱去油，放在碟中。锅上火放油6克，加蒜、姜、香菇丝、笋丝、姜丝爆炒，再放韭黄，烹绍酒，用芡汁勾芡。淋油15克拌匀，取出放在炸丝上面，撒上柠檬丝，将鸡蛋丝放在四周即可。

【功效】　此方益气补精。

童子鸡等可益气补精

【配方】　童子鸡1只(约重500克)，姜、葱、黄酒、盐、水各适量。

【用法】　将鸡去毛和内脏，洗净，放汽锅内。加入调料，不如水。利用汽锅所生成之蒸馏水，制得"鸡露"约1 000毫升。鸡露甘平，具有益气增力、养血生津之功效，经常佐餐食用，增进营养。适合于体弱、产后、病后、老年食用。

【功效】　此方为气虚者常选用的方子。鸡肉是益气补精的佳品，为老少皆宜的补益食物。

人体器官与脏腑，足部反射能治疗

砂苑子等可补肝肾

【配方】 砂苑子20克，粳米100克，冰糖50克。

【用法】 将砂苑子洗净，用纱布包好，米洗净；沙锅置火上，注入清水1 000毫升，放入粳米，药包煮粥，至米烂汤稠，表面浮有粥油时，加冰糖再煮5分钟。

【功效】 此方补肝肾、益脾胃，适用于肾虚腰膝酸软、脾虚食少、形体消瘦之人食用可长肌肉，使形体丰满健美。

牛肝等可滋补强壮

【配方】 牛肚1个，黄芪30克。

【用法】 牛肚洗净，入沸水中焯后，去内皮，切条或块；黄芪切碎装入纱布袋内，扎口，与牛肝加水共炖至肝烂熟，去药袋，食肉喝汤。

【功效】 此方滋补强壮、健脑益智。常服本方可使身体健壮，促进入的思维记忆功能，提高工作效率，改善睡眠。

明目益睑方

明目益睑方是指具有使目睛澄澈明亮、调视有神，眼睑肌力增强，弹性增强作用的一类方子。本法既可以使眼目睛白瞳黑，目光炯然，视力提高，又能防止胞眼睑袋形成，防纹减皱，防止肌肉松弛、老化，起到美化眼目的效果，并能防治视物皆花，目眼混浊，眼睫无力，常欲垂闭，胞脸浮肿等眼部疾患。其作用机制为疏风清热、调肝养血，益肾滋阴、健脾益气，助阳活血。

巴戟天等充精明目

【配方】　肉苁蓉120克(酒洗后去心及杂质)，巴戟天、菊花、枸杞各60克。

【用法】　将4味晒干，共研为极细末，炼白蜜为丸，如梧桐子大。每服15克，每日2次，淡盐开水吞服。

【功效】　此方充精明目，适用于视物昏花。

鸡肝等治夜盲症

【配方】　鸡肝2具，大米100克，盐少许。

【用法】　将鸡肝切碎，与大米同煮作粥，熟时调入食盐，早晚分2次服食。

【功效】　此方可增加视力，尤适用于夜盲症，眼花之人食之。

桑叶等平肝明目

【配方】　桑叶、甘菊各6克，羚羊角尖(锉细为末)4.5克，生地、女贞子(研)各6克，蜜蒙花4.5克，生牡蛎6克，泽泻3克，生杭芍、炒枳壳各4.5克。

【用法】　共为细末，炼蜜为丸如绿豆大。每服6克，白开水送下。

【功效】　此方平肝明目，可作为眼睛的日常保健方。

人体器官与脏腑，足部反射能治疗

润喉清音方

嗓音是人们进行语言交往的基体条件，对于从事声乐、广播、电视、教育等职业的工作者来说尤为重要，需悉心养护，才能产生良好的嗓音效果。

人类的发音器官，一般由四个部分组成。

(1)呼吸器官：由肺和有关呼吸肌群组成，为发音的动力器官。

(2)振动器官：即喉。通过喉内的声带振动而发出声音，喉在发音运动中占有主导地位。

(3)共鸣器官：主要由喉腔、咽腔、口腔和鼻腔连成一个形似喇叭的声道，产生共鸣。此外，胸腔、鼻腔也参与共鸣。通过共鸣作用能够加强和放大声波，美化嗓音，使其富有色彩。

(4)吐字器官：由口腔、舌头、软腭、嘴唇、下腭等组成，其功能可使言语清晰。

中医常咽喉并称，它们内连脏腑，外通口鼻，凡脏腑失调，外邪侵袭，皆可引起嗓音的异常。肺为嗓音之门，肾为嗓音之根，故在脏腑中以调肺肾为主。外邪客滞咽喉，多见风、寒、燥、热，治宜祛风、散寒、润燥、清热。

鲜橄榄等可清热解毒

【配方】 鲜橄榄50克，酸梅10克，白糖适量。

【用法】 将橄榄、酸梅劈开，加清水煎煮20分钟，去渣取汁，以白糖调味，无鲜橄榄可以干品10克代之。

【功效】 此方清热解毒、生津润燥、利咽润喉，尤适合于热象明显的咽喉肿痛、咳嗽痰稠、声音不清者饮服。

麦门冬等可滋阴润肺

【配方】 麦门冬、乌梅各100克。

【用法】 将麦门冬去心、焙干，乌梅劈开去核取肉，微炒，上2味研末过筛，装瓶收贮。临用时，每次取10克，水煎服，每日2次。

【功效】 此方滋阴润肺、清热生津，凡阴虚不足、虚热上炎、喉干发紧、烦闷不舒者皆可饮服；亦可作为慢性咽炎者保健之用。

干冬菜等可滋阴润肺

【配方】 干冬菜30克。

【用法】 冬菜洗净，放入锅内，加水煮沸，至菜熟烂时，滴上少许香油，即可取下。

【功效】 此方功能滋阴润肺、化痰理气，适合于肺热咳嗽、喉痛失音者食用。

猪皮等可治少阴病下利

【配方】 猪皮500克，面粉100克，蜂蜜适量。

【用法】 将猪皮洗净，切成条状，放入锅内，加水煎煮1小时，去渣，加蜂蜜、面粉调匀，继续熬煮，至面熟汁稠即可取下。每日2次，温热服食，分6次服完。

【功效】 本品原用于少阴病下利，咽痛，心烦等证。猪皮，性味甘凉，清虚热而除烦满，利咽喉而消肿痛；蜂蜜润燥解毒，缓急止痛；面粉涩肠以收泄利。观全方以清肺润燥见长，肺气清降，浮火归根，则咽痛、烦满自消也。后世医家以此方用于音哑，也获得较好的效果。

人体器官与脏腑，足部反射能治疗

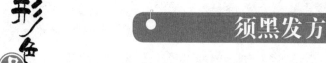

形色足珍……人到老年先老脚，树到老来根先竭

须黑发方

乌须黑发方是指具有使黄白须发变为乌黑光亮作用的一类方子。主要用于须发早白或黄枯不泽者。其作用机制为滋肾精，充气血，以及护发、荣发、染发等。许多乌须发的外用剂具备直接着色的作用。

芝麻、白糖等养血、润燥

【配方】 芝麻、白糖适量。

【用法】 将黑芝麻洗净晒干，用文火炒熟，碾磨成份，配入等量白糖，装到瓶中，随时取食。早晚用温水调服2羹匙。也可冲入牛奶，豆浆或稀饭中随早点食用，或做馅蒸糖包，也可作芝麻盐烧瓶。

【功效】 此方养血、润燥、补肝肾、乌须发。

生胡桃皮等使头发返黑

【配方】 生胡桃皮、生石榴皮、生柿子皮各等分。

【用法】 先将生酸石榴去瓤，拣好丁香装满，然后将胡桃皮、柿子皮与所装之石榴、丁香晾干，同研为细末，用生牛乳和匀，盛于瓷瓶内，密封后埋于马粪内，10日后取出。将一根白线绷紧，取此膏少许放于线上，如线两头皆黑，则药已成。如不黑则再埋于马粪中以待黑。使用时取此药少许均匀地涂于头发上，睡前用，次晨洗去。

【功效】 此方能使头发返黑。